KB057983

당신이 잘 잤으면
좋겠습니다

당신이 잘 잤으면 좋겠습니다

김경철 지음

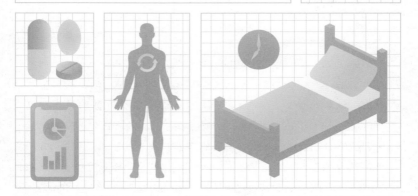

매일이 피곤한 당신을 위한 숙면 처방

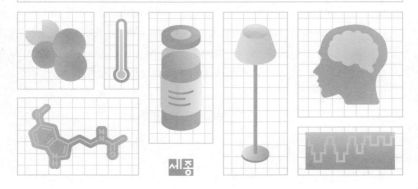

세종

"좋은 잠을 자게 해드릴게요."

딸의 고통을 지켜보며 오랫동안 불면의 밤을 보낸 어머니에게 김경철 원장님이 해주신 말이었습니다. 처음에는 반신반의했지만 어머니는 정말로 좋은 잠을 주무시기 시작했습니다. 밤이 오는 게 두렵지 않고, 깨지 않는 잠을 자고, 기분 좋게 아침을 맞이해 아침 운동도 시작하셨습니다. 환자가 두터운 의심과 얕은 지식으로 쏟아내는 질문에도 상냥히 대답해주는 원장님의 모습이 이 책에 그대로 담겨 있습니다. 무엇보다 잠 못 이루는 사람들이 한 번쯤은 해봤을 법한 질문에 대한 답을, 걱정에 대한 안도감을 선물해줍니다. 불면의 밤을 보내는 모든 이들에게 최고의 잠을 선물해주는 책입니다.

— 《다시 새롭게, 지선아 사랑해》의 저자, 이화여자대학교 교수 이지선

불면증은 현대인에게 가장 흔한 정신건강 문제이며 신체 기능에도 큰 영향을 줍니다. 원인도 매우 다양해서 치료할 때도 복잡한 요인들을 모두 고려해야 하기에 정확한 지식을 배우고 생활 습관을 교정해가는 것이 중요합니다. 이 책은 불면증의 원인을 분석하고 치료법과 생활 속 관리법을 체계적으로 정리해, 수면 장애로 고통 받는 분들에게 큰 도움이 될 것입니다.

— 강남세브란스병원 정신건강의학과 교수 석정호

이 책은 김경철 원장님의 지식과 경험을 바탕으로 독자들에게 편안한 휴식과 활력을 주는 비결을 소개합니다. 의학적으로 검증된 정확한 정보를 알기 쉽게 전달할 뿐만 아니라 디지털 치료제나 웨어러블과 같은 최신 치료법도 친절히 소개합니다. 잠을 잘 자야 깨어 있는 시간이 상쾌해지고 깨어 있는 시간을 잘 보내야 잠을 잘 잡니다. 건강한 수면을 통해 더 나은 삶을 찾고자 하는 분들에게 이 책을 권하고 싶습니다.

– 웰트 대표, 연세대학교 의과대학 외래교수 강성지

아무리 훌륭한 명의도 대신 잠을 자줄 수는 없습니다. 그렇지만 오늘도 불면으로 뒤척이는 당신에게 맞춤형 해결책을 제시해줄 단 한 명의 의사는 있습니다. 〈건강의학플러스〉 채널에서 73만 조회수를 기록한 김경철 원장님의 '꿀잠 자는 게 소원이에요' 영상에 달린 1만 1,000개의 좋아요와 500여 개의 댓글이 이를 증명합니다. 행복한 삶의 중심에는 편안한 수면이 있습니다. 이 책은 개인의 상황과 증상에 따라 다른 수면 치료법을 제시하여, 불면으로 고통받는 많은 분들에게 삶의 전환점이 되어줄 것입니다.

– 〈건강의학플러스〉 대표 류영아

임상 의사이자 작가, 칼럼니스트, 방송인, 사업가로 바쁘게 활동하는 김경철 원장님을 보면 과연 본인은 잠을 잘까 하는 의문이 듭니다. 하지만 늘 열정이 넘치며 건강하게 활동하는 모습을 보면 의사로서 건강 관리에 대한 분명한 노하우가 있는 것 같습니다. 이 책은 일반인도 잠의 메커니즘을 이해하고 어떻게 해야 편안하게 잘 수 있는지 알려줍니다. '오늘도 모두가 잘 잤으면 좋겠다'라는 김경철 원장님의 원대한 꿈이 이 책을 통해 이루어지기를 바랍니다.

– 〈메디게이트〉 뉴스 전무이사 안혜성

차례

이 책에 쏟아진 찬사   04

나도 수면 장애일까   10

들어가기 전에 | 꿀잠을 잔 적 있던가   12

제1강

나는 왜 푹 자지 못할까

당신도 불면에 시달리고 있나요   21

잠 못 드는 이유를 찾아서   34

수면 시간 vs. 수면의 질   40

우리 몸은 리듬을 탄다   51

제2강

수면제, 먹어도 괜찮을까

수면제를 먹으면 치매에 걸릴까   67

잠이 오지 않아 약국에 간다면   72

잠들기 힘들 때는 무슨 약이 좋을까   79

자다가 자주 깰 때는 무슨 약이 좋을까   85

불면 치료에 항우울제를 처방하는 이유   95

약물을 쓰지 않는 새로운 불면 치료법   108

제3강

**부족한
호르몬을
보충하라**

호르몬 저하가 불면을 부른다   115

수면을 부르는 호르몬, 멜라토닌   119

기상 시간을 결정하는 스트레스 호르몬, 코르티솔   128

성호르몬과 수면 장애, 그리고 갱년기   138

수면에도 영향을 미치는 성장호르몬   148

제4강

수면 영양제, 얼마나 도움이 될까

수면제 복용이 부담스럽다면	155
멜라토닌 생성을 돕는 트립토판, 5-HTP	162
몸을 진정시켜 잠들게 하는 가바, 테아닌	168
수면에 도움을 주는 과일, 허브 영양제	178

제5강

꿀잠을 위한 수면 습관

술을 마시면 푹 잘 수 있을까	191
수면에 도움이 되는 운동은 따로 있다	197
편안한 밤을 보내게 하는 식사	204
최적의 침실 환경을 찾아서	209
문제를 파악하는 인지 행동 치료	216
수면 습관을 분석해 고쳐주는 디지털 치료제	224

제6강

**나에게 맞는
수면 치료법은
따로 있다**

사람마다 잠 못 자는 이유는 모두 다르다   **235**

잠 못 드는지 vs. 자다가 자꾸 깨는지   **241**

갱년기 여성 또는 65세 이상 노인이라면   **244**

스트레스가 신경계에 미치는 영향을 최소화하라   **247**

번아웃으로 지쳐 잠 못 드는 밤에는   **257**

마치며 | 마음의 평화가 꿀잠을 부른다   **261**

꿀잠 고민 상담소 | 잠 못 이루는 그대에게   **264**

나의 수면은 얼마나 개선되었을까   **284**

참고문헌   **289**

나도 수면 장애일까

불면 심각도 설문insomnia severity index, ISI은 지난 2주 간 개인이 경험한 불면증의 심각도를 측정하는 설문입니다. 비교적 간단해서 자가 진단을 할 때나 병원에서 문진을 할 때도 많이 활용합니다. 이 책을 읽기 전에 어느 정도의 수면 장애에 시달리고 있는지, 불면증의 정도가 약한지 강한지를 먼저 테스트해봅시다.

1. 불면증 문제의 현재 심각성에 체크하세요.

	전혀 없음 ➊	약간 ➊	중간 정도 ➋	심함 ➌	전혀 없음 ➍
a. 잠들기 어려움					
b. 자다가 깸					
c. 너무 일찍 일어남					

2. 현재 수면에 대해 얼마나 만족합니까?

☐ 매우 만족 ➊ ☐ 만족 ➊ ☐ 보통 ➋

☐ 불만족 ➌ ☐ 매우 불만족 ➍

3. 수면 문제가 일상 기능을 어느 정도로 저해한다고 생각합니까?

(예: 낮 시간의 피로, 업무 또는 일상의 잡무를 볼 때의 문제, 집중력, 기분 등)

☐ 전혀 저해되지 않음 ⓪   ☐ 약간 저해됨 ①

☐ 어느 정도 저해됨 ②   ☐ 많이 저해됨 ③

☐ 매우 많이 저해됨 ④

4. 삶의 질을 저하시킨다는 점에서 당신의 수면 문제는 다른 사람이 보기에 얼마나 명확하다고 생각합니까?

☐ 전혀 명확하지 않음 ⓪   ☐ 거의 명확하지 않음 ①

☐ 어느 정도 명확함 ②   ☐ 많이 명확함 ③

☐ 매우 많이 명확함 ④

5. 현재 수면 문제가 어느 정도로 걱정되거나 고통스럽습니까?

☐ 전혀 걱정되지 않음 ⓪   ☐ 거의 걱정되지 않음 ①

☐ 약간 걱정됨 ②   ☐ 많이 걱정됨 ③

☐ 매우 많이 걱정됨 ④

점수 계산

체크한 응답의 괄호 안 점수를 모두 합산하여 계산합니다.

- 0~7점: 임상적으로 유의미한 불면증이 없음
- 8~14점: 기준치 이하의 불면증이 있음
- 15~21점: 중등도 심각도의 임상적 불면증이 있음
- 22~28점: 극심한 임상적 불면증이 있음

꿀잠을 잔 적 있던가

많은 현대인이 불면으로 고통받습니다. 제 환자 중에 절반 이상은 수면 장애로 찾아옵니다. 만성 피로, 과민성 대장 증후군, 우울과 불안, 소화 장애 등도 주된 증상은 수면 장애가 아니지만 결국 수면이 개선되어야 좋아집니다. 예를 들어보겠습니다. 저를 찾아온 54세의 남성 환자는 만성 피로에 소화 장애를 달고 살았습니다. 주된 증상은 소화 장애였고 그로 인한 체중 감소가 가장 큰 문제였습니다. 병원에 내원해 질병뿐만 아니라 호르몬 수치나 장내 미생물 등 다양한 검사를 진행했으나 모두 이상이 없었습니다. 하지만 좀 더 자세히 살펴보니 교감신경이 지나치게 활성화되어 몸이 언제나 긴장해 있는 전형적인 불면증 환자라는 사실이 밝혀졌지요. 그래서 교감신경을 이완시키고 부교감신경을 활성화하자 만성 피로뿐만 아니라 소화 장애와 체중 감소까지 모든 증세가 호전되었습니다. 이런 식으로 저희 진료실에서는 늘 불면이 주된 치료 대상이 됩니다. 이 책을 집어 들었다면 여러분도 수면 장애로 인한 고통을 해결할 방법을 찾고 있다는 의미겠지요.

저는 평소 기능의학 진료를 하고 있습니다. 기능의학은 질병이라고 할 정도는 아니어도 몸에 이상이 있어 불편감을 호소하는 환자들을 통합적으로 진단하고 치료하는 의학입니다. 예를 들어 만성 피로로 병원에 가면 간수치나 갑상샘 호르몬 같은 혈액 검사를 합니다. 이 검사 결과가 정상이면 병원에서는 병이 아니라고 하지요. 환자는 이미 일상생활을 못할 정도의 피로감을 느끼고 있는데 말입니다. 이렇게 질병이라고 할 정도는 아니지만 환자가 분명한 불편함을 느끼는 경우를 '기능 이상'이라고 합니다. 하지만 환자가 기능 이상을 호소해도 병원에서는 치료는 물론이고 진단도 못합니다. 지속적으로 증상을 호소하면 불안증이나 신체화 증상(정신 활동, 심리 상태와 관련되어 발생하는 신체 증상) 때문이라며 신경정신과를 가보라고 권유하지요. 실제로 신경정신과적 치료가 필요할 수도 있겠지만, 아직 질병에 이르지 않았을 뿐 질병으로 발전하는 과정에 있는 경우도 있습니다. 기능의학은 이처럼 질병으로 발전하는 과정에서 나타나는 기능 이상을 진단하고 치료합니다.

만족스러운 수면을 취하지 못하는 경우도 이에 속합니다. 질병이라고 하기는 어렵지만 치료하지 않으면 오랫동안 고생하게 되지요. 이런 불편감은 질병이 아니니 직접적인 약물 대신 음식(영양)과 호르몬을 통해 치료하는 경우가 대부분입니다. 물론 수면 장애가 극심해질 경우 어쩔 수 없이 약을 쓸 수밖에 없는 경우도 있지만요. 이 책에서는 제가 지금까지 쌓아온 임상 경험을 바탕으로 수면 장애를 호소하는 환자들에게 약을 쓰지 않고 혹은 최소한의 처방만으로 꿀잠을 자게 했던 경험을 소개하고자 합니다.

보통 잠을 잘 못 잔다고 하면 생활 패턴이 문제이니 습관을 고치라고들 합니다. 생활 습관은 물론 중요합니다. 하지만 잠을 자지 못해 고생할 때는 생활 습관만 개선한다고 해서 해결되지 않는 경우가 많습니다. 따라서 이 책에서는 수면 장애를 극복하기 위한 모든 방법을 다룰 것입니다. 주로 살펴볼 내용은 다음의 여섯 가지입니다.

첫 번째로, 수면 장애를 고치려면 우선 원인을 알아야 합니다. 왜 못 자는지를 알아야 치료할 수 있으니까요. 따라서 건강한 수면의 메커니즘과 수면 장애가 나타나는 양상을 알아볼 것입니다. 이때 가장 중요한 개념이 생체 리듬 또는 생체 시계입니다. 이 개념은 나중에 우리 몸에서 분비되는 호르몬과 연결해서 살펴보려 합니다. 아울러 스트레스와 자율신경이 우리 수면에 미치는 영향도 같이 다룰 것입니다.

두 번째는 약물 치료에 관한 내용입니다. 이 책을 펼쳐볼 정도라면 최소한 한두 번쯤은 약을 복용해본 분도 많을 겁니다. 우리가 병원에 가서 불면을 호소하면 의사는 수면제를 처방해줍니다. 혹은 처방이 없더라도 약국에서 수면유도제를 구할 수 있지요. 잠이 오지 않을 때 복용할 수 있는 약의 종류는 매우 다양합니다. 하지만 이 약이 어떻게 우리를 잠들게 하는지 혹은 얼마나 안전한지에 대해서는 잘 모릅니다. 이 장에서는 약국에서 흔히 구할 수 있는 일반의약품을 포함해 수면 장애에 처방되는 거의 모든 약물을 소개하려 합니다. 각각의 약물이 우리 몸에서 작용하는 기전을 알아보고 장기 복용 및 과다 복용했을 때의 부작용 등을 자세히 알아볼 겁니다.

세 번째로는 호르몬을 이용한 불면 치료법을 살펴볼 것입니다. 수면 장애를 호르몬으로 치료한다는 말 자체를 처음 들어보신 분도 있을 겁니다. 아시다시피 우리 몸의 신진대사는 뇌를 비롯한 몇몇 장기에서 분비되는 다양한 호르몬에 의해 조절됩니다. 그런데 불면을 호소하는 사람들은 호르몬 분비가 제대로 이루어지지 않는 경우가 많습니다. 이때는 체내에 부족한 호르몬을 채워주면 다시 건강한 수면을 회복할 수 있습니다. 이 장에서는 흔히 수면 호르몬이라고 알려진 멜라토닌 호르몬을 비롯해 우리의 수면에 영향을 미치는 여러 호르몬을 살펴보고, 그 불균형을 해결할 수 있는 방법을 소개하려 합니다.

네 번째로는 수면에 도움을 주는 영양제를 살펴보려 합니다. 수면과 관련된 신경전달물질 중에는 스트레스를 줄이고 뇌를 안정화하는 물질이 있습니다. 대부분의 수면제나 불면을 치료하는 약물은 이러한 신경전달물질 분비를 촉진하는 방식으로 작동하지요. 그런데 이 신경전달물질은 대부분 아미노산으로 구성되어 있습니다. 그래서 부족한 아미노산을 직접 복용하는 방식으로 수면을 개선할 수 있습니다. 비타민과 허브 같은 영양제도 수면에 도움이 되고요. 이 책을 통해 과학적 근거가 높고 진료실에서 처방했을 때 환자들의 수면 개선에 도움이 되었던 수면 영양제들을 소개하고자 합니다.

다섯 번째로 수면에 도움이 되는 생활 습관을 살펴볼 것입니다. 불면을 치료할 때는 수면제나 영양제도 좋지만 가장 정석적인 방법은 역시 행동의 변화입니다. 우리는 잠을 잘 자는 방법을 속속들이 알고 있다고 생각하지만, 실제로는 잘못 알려진 상식과 오해가 많습니다. 따라서 잘못된 상식에서 비롯된 나쁜 수면 습관을 개선하고 환경을 바꾸면 잠을 잘 잘 수 있습니다. '아는 만큼 더 잘 잔다'고도 할 수 있겠네요. 요즘 뉴스에서 많이 접해보셨을 디지털 치료제의 최신 정보도 다뤘습니다.

마지막으로는 개인별 맞춤형 수면 치료법을 알아보려 합니다.

제가 환자들을 진료할 때도 가장 중요하게 보는 부분입니다. 사실 맞춤형 수면 치료를 이야기하기 위해 앞의 내용을 소개했다고 해도 과언이 아닙니다. 수면 장애는 비슷하게 나타날지 몰라도 그 원인은 사람마다 다릅니다. 따라서 나에게 맞는 맞춤 수면 치료는 무엇인지, 어떻게 해야 올바른 치료법을 찾을 수 있는지 소개할 것입니다. 즉 일반인 모두에게 평균적으로 도움이 되는 치료법이 아니라, 나의 데이터에 기반한 맞춤 치료에 대해 설명하고자 합니다.

예상보다 전문적인 이야기가 많이 나와서 읽다가 주무시는 분이 계실 수도 있습니다. 하지만 그렇게라도 잘 수 있다면 이 책을 읽는 목적을 달성하는 셈이니 마음껏 주무셔도 괜찮습니다.

이 책은 제가 유튜브에서 소개해 조회수 73만이 넘은 영상 콘텐츠 〈꿀잠 자는 게 소원이에요!〉를 책으로 엮은 것입니다. 유튜브 영상의 내용을 보완하고 추가하여 더욱 실제적이고 유용한 불면 탈출 방법을 다뤘습니다. 저의 책과 영상이 모두가 겪는 수면 장애를 치료하는 데 적게나마 도움이 되기를 소망합니다.

2023년 12월
김경철

제1강

나는 왜

푹 자지 못할까

당신도
불면에 시달리고 있나요

수면 장애를 두고 현대인이 겪는 대표적인 질병이라고들 하지만 사실 수면 장애가 현대인의 문제만은 아닙니다. 고대부터 수면 장애는 많은 이들에게 고통을 주었지요. 실제로 역사를 살펴보면 잠을 못 이루는 인물로 인한 역사적 일화가 많습니다.

나폴레옹 보나파르트, 윈스턴 처칠, 그리고 대한제국의 초대 황제였던 고종은 역사적 위인이라는 점 외에도 한 가지 공통점이 더 있습니다. 바로 불면증 때문에 고생한 경험이 있다는 사실이죠. 프랑스 제1공화국의 군인이었다가 나중에 프랑스 제1제국의 황제가 된 나폴레옹은 하루에 4시간만 자고 말 위에서 토막 잠을 자는 열정적인 인물로 묘사되지만 사실은 불면증 환자였습니다. 사관학교 시절부터 나폴레옹은 잠을 못 자기로 유명했습니다. 그런데 프랑스의 황제가 되면서 정복 전쟁을 시작하자 그로 인한 스트레스로 점점 더 잠을 못 이루게 됐지요. 수면 부족은 나폴레옹의 예리한 지휘 능력을 떨어뜨렸고 결과적으로 그가 워털루 전쟁에서 패배하는 한 가지 원인이 됩니다.

윈스턴 처칠 역시 평소 밤에 3시간 밖에 잠을 못 이루었고 매일 오후 5시부터 2시간 동안 부족한 잠을 보충했다고 합니다. 처칠은 우울증과 수면 무호흡증, 코골이 등을 함께 앓았다고 하는데 이런 증상이나 질환이 불면의 주된 원인이라 생각합니다.

조선의 마지막 왕이자 대한제국의 초대 황제인 고종도 불면증에 시달린 대표적인 인물입니다. 사실 조선의 왕은 늘 산해진미를 먹으면서도 언제나 격무와 스트레스에 시달렸지요. 어떻게 보면 현대인과도 비슷한 점이 많습니다. 외세의 침략으로 걱정이 많았던 고종 황제는 명성황후가 시해된 후로 스트레스와 불안이 가중되어 더더욱 잠을 이루지 못합니다. 결과적으로 수면 사이클이 완전히 뒤바뀌었지요. 고종 황제가 승하한 날 점심에 먹었던 약은 불면증 치료제로 알려진 온담탕이라고 합니다.

성경에 나오는 이스라엘 최초의 왕 사울도 수면 장애에 시달렸다고 합니다. 사울은 굉장히 신실한 청년이었는데, 왕이 되자 많은 악행을 저지릅니다. 그 때문인지 일국의 왕인데도 굉장히 번뇌가 많아서 잠을 이루지 못하지요. 사울은 잠들기 위해 비파 연주자 다윗을 궁에 불러들입니다. 이때부터 사울과 다윗의 갈등이 시작되고 그 결과 이스라엘의 왕권이 다윗에게 계승되었다고 하지요.

불면을 소재로 한 〈인섬니아Insomnia〉라는 영화도 있습니다. '인섬니아'라는 영어 제목 자체가 불면증이라는 의미를 담고 있어요. 이 영화는 북유럽을 배경으로 하는데, 북유럽은 밤이 되어도 어두워지지 않는 '백야' 현상이 일어납니다. 영화는 어둠이 내려야 하는 밤에도 어두워지지 않고 온통 밝아서 생체 리듬이 깨진 상태, 즉 백야가 펼쳐지는 중에 주인공 윌 도머(알 파치노 분)가 우연히 살인을 저지르는 이야기를 담고 있습니다.

이처럼 불면이라는 주제는 역사적 일화뿐만 아니라 문학 작품과 영화에서도 자주 등장하는 단골 소재입니다.

그럼 실제로는 얼마나 많은 사람이 불면을 경험할까요? 2021년 한국보건사회연구원에서 우리나라 20세 이상 성인 500명을 대상으로 한 연구에 의하면 최근 한 달 동안 불면증을 겪은 적 있다고 응답한 사람의 비율은 73.4퍼센트에 달합니다. 이 정도면 한 달 동안 불면을 한 번도 경험하지 않는 사람은 거의 없다고 할 수 있습니다. 특히 한국은 유독 불면으로 고생하는 사람이 많습니다. 통계에 따르면 우리나라 인구의 30퍼센트가 일과성 불면(지나가는 불면증)으로, 또 10퍼센트는 만성 불면증으로 고통받는다고 합니다.

국가별 수면 실태 그래프를 보면 전 세계에서 수면의 질이 나쁘다고 대답하는 비율이 가장 높은 국가가 우리나라라는 사실을

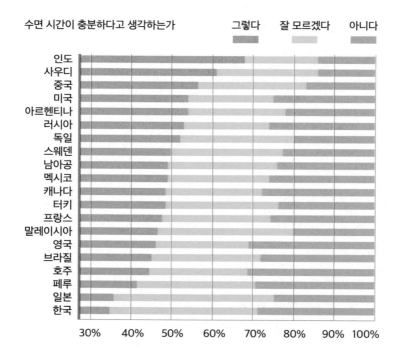

국가별 수면 실태

알 수 있습니다. 즉 충분히 잘 잔다고 대답하는 비율이 인도의 경우 70퍼센트에 근접한 반면, 우리나라는 35퍼센트 선에 그치고 30퍼센트 정도가 수면이 충분하지 않다고 응답하는 것입니다.[1]

아마도 잠드는 데 애를 먹고 있는 분들이 이 책을 펼쳐들었을 것입니다. 극심한 불면증은 아니어도 일상을 더 건강하게 보내기 위해 '꿀잠'을 자고 싶은 분이나 자주 약에 의존해 잠드는 습관을 걱정하는 분들도 있을 것입니다. 그런 분들에게 이 책이 건강한 수면을 취할 수 있도록 도와주는 길라잡이가 되길 기대합니다.

왜 잠을 잘 자야 할까

현대인의 수면 시간은 고대 원시인과 비교했을 때 그렇게 짧지 않습니다. 그러나 스트레스, 빛, 소음 등 다양한 이유로 수면의 질을 책임지는 깊은 잠을 자는 시간은 점점 짧아져갑니다. 밤에 푹 자고 아침에 개운하게 일어나지 못하는 것이지요. 더군다나 수험생이나 직장인은 밤을 새워서라도 해야 할 일이 가득하며 매일같이 야식을 먹고 스마트폰을 보느라 잠을 잘 시간도 부족할 지경입니다. 계속 이렇게 생활해도 문제는 없을까요?

수면 장애는 만성 피로의 주범입니다. 잠을 못 자면 당연히 다음날 낮에도 졸리고 행동이 느려지고 의욕도 떨어집니다. 이런 불면이 지속되면 만성 피로가 고착되지요. 대부분은 이 정도 문제에서 그친다고 생각하기 쉽지만 수면 장애가 불러오는 건강상의 불이익은 엄청나게 큽니다. 수면 장애는 당뇨나 고혈압 등의 만성질환의 위험 요인이기도 하며 심각할 경우 심근경색, 뇌경색을 불러오기도 하지요.[2] 우리 몸에서 분비되는 호르몬 분비에도 큰 영향을 줄 뿐만 아니라 교감신경을 과다하게 활성화하고 사이토카인 같은 염증 수치를 증가시켜 심뇌혈관 질환을 일으키기 때문입니다.

수면 장애는 또한 알츠하이머와도 연관성이 큽니다. 한 연구에 따르면 수면 장애 환자는 그렇지 않은 집단에 비해 알츠하이머 위험도가 51퍼센트 더 높다고 합니다.[3]

불면은 암과도 깊은 관련이 있습니다. 한 연구에 따르면 불면과 암은 통계적으로 연관성이 있다고 합니다.[4] 물론 이 연구는 수면 장애가 암을 일으켰는지, 암 환자 가운데 수면 장애를 경험하는 사람들의 비율이 높은 것인지까지는 밝히지 못했지만 여전히 주목해 살펴볼 필요가 있습니다. 실제로 암 환자의 40퍼센트 이상이 불면을 경험한다고 하니, 암의 치료 혹은 재발 방지를 위해서라도 숙면은 중요합니다.

수면 장애는 나아가 수명과도 관련이 있습니다. 세계 곳곳에는 유달리 사람들이 오래 사는 지역이 있습니다. 이런 곳들을 블루존Blue zone이라고 하지요. 이렇게 장수하는 사람들이 모여 사는 마을을 연구해 오래 사는 사람들의 특징을 몇 가지 정리했는데 공통적으로 잠을 많이, 잘 자고 있다고 합니다. 또한 수면 시간과 수명의 상관관계를 밝힌 메타 분석 연구에서 약 130만 명의 데이터를 종합해본 결과 수면 시간이 짧을수록 수명도 짧아졌다고 합니다.[5]

노화의 생물학적 나이의 지표라고 할 수 있는 텔로미어 길이 연구를 보면 수면과 항노화의 관계는 더욱 명확해집니다. 텔로미어란 염색체의 끝단에서 유전 정보를 보호해주는 구조물인데, 세포가 분열할 때마다 조금씩 짧아집니다. 따라서 이 텔로미어의 길이를 보면 수명을 알 수 있지요. 이미 여러 연구를 통해 당뇨, 스트레스, 흡연 및 음주 등 질병이나 나쁜 생활 습관이 텔로미어 길이를 줄인다는 사실이 증명되었습니다. 수면 장애 역시 마찬가지입니다. 2023년에는 불면이 텔로미어의 길이를 줄인다는 연구 결과가 발표되었습니다.[6] 잠을 못 자는 만큼 수명이 짧아진다면 잠을 잘 자는 것이 가장 확실한 항노화 방법이라고 할 수 있을 것입니다.

실제로 제가 운영하는 웰케어클리닉은 항노화를 추구하는 클리닉인데 저의 오랜 경험에 의하면 항노화는 줄기세포 치료법이나 완전히 새롭고 특수한 치료법이 아닙니다. 그저 매일매일 잘 먹고 잘 자면 되는 것이지요.

이 책을 통해 '잘 자기'의 중요성, 잘 자는 방법, 진정한 의미의 항노화를 이해하시길 기대하겠습니다.

잠을 푹 자도 수면 장애일 수 있다

불면증 혹은 수면 장애라고 하면 단순히 잠을 잘 자지 못하는 증상이라고 뭉뚱그려 생각하기 쉽습니다. 하지만 수면 장애의 양상은 사람마다 다릅니다. 평소 잠자리에 누웠을 때의 경험을 돌이켜봅시다. 자려고 누웠는데 잠이 오지 않아서 뜬 눈으로 지새우는 경우도 있고, 잠이 들긴 했는데 길게 자지 못하고 자꾸 깨는 경우도 있지요.

자려고 누워도 잠이 오지 않는 경우를 입면induction 장애라고 부릅니다. 전류의 변화를 이용해 전압의 변화를 유도하는 전자 부품을 유도자 혹은 인덕터inductor라고 하는데, 이 원리를 이용하여 가열하는 주방용품을 인덕션레인지라고 합니다. 흔히 인덕션이라고들 하지요. 짐작하셨겠지만 인덕션은 '유도하다'라는 뜻입니다. 보통 30분 이내에 잠들지 못하면 입면 장애로 봅니다.

한편 베개에 머리가 닿자마자 잠드는 사람이 있습니다. 이 경우도 건강하지 않은 것입니다. 몸이 지칠 정도로 피곤하다는 의미이기 때문입니다. 일반적으로 자리에 누운 지 5분에서 20분 정도 내에 잠드는 게 가장 좋습니다.

두 번째로, 수면을 유지하지 못해 잠을 푹 자지 못하는 경우가 있습니다. 이를 수면 유지maintenance 장애라고 합니다. 특히 50대 이상에서 자주 일어나는 현상인데, 밤에 자주 깨고 아침잠이 없어집니다. 잠은 빨리 들더라도 중간에 자꾸 깨거나 너무 일찍 깨버린다면 그 역시 큰 문제입니다. 연령에 따라 조금씩 다르지만 하룻밤에 한두 번 정도 깨는 수준은 괜찮습니다. 저는 한 번정도 깨는 편인데, 두 번까지는 정상으로 봅니다. 만약 중간에 잠에서 깼는데 이때 30분 내에 다시 잠들지 못하는 경우도 수면 유지에 문제가 있는 것입니다. 그래서 수면에 진입하는 것이 주된 문제인지, 수면을 유지하는 것이 주된 문제인지에 따라 치료법이 달라집니다.

어떤 분들은 한번 잠이 안 오니 더욱 불안해져서 거의 밤을 새우다시피 했다고 합니다. 심각한 근심거리가 있거나 극심한 스트레스를 받았을 때 일어나는 현상으로, 이 정도 수준의 불면은 모두가 한 번쯤은 경험해봤을 것입니다. 이처럼 갑작스러운 스트레스로 인해 며칠 혹은 수 주가량 잠을 못 자는 경우를 일과성 수면 장애라 부릅니다. 보통은 문제가 해결되면 다시 잠을 잘 자게 되지요. 그러나 일시적 현상에서 그치지 않고 매일 밤 잠을 자는 일이 고통스러울 정도로 어렵고 또 그로 인해 아무리 노력해도 잠을 못 자는 악순환에 빠져 있다면 수면 장애 치료를 고려해보는 것이 좋습니다.

나는 어떤 수면 장애에 시달리고 있을까

수면 장애에는 불면만 있는 것이 아닙니다. 수면 무호흡증이라고 들어보셨나요? 수면 중에 수십 초가량 숨을 쉬지 않다가 갑자기 숨을 몰아서 쉬는 현상입니다. 주로 비만인 분에게 많이 나타나는 현상인데 본인은 모릅니다. 이런 수면 무호흡증은 깊이 잠들 수 없게 해서 수면의 질적 저하를 부릅니다. 다행히 요즘은 디지털 헬스케어 기술이 발달해 혼자 잠을 자도 수면 무호흡 증상이 있었는지 수면의 질은 어느 정도인지를 평가할 수 있습니다. 이 부분은 뒤에서 더 자세히 설명하겠습니다.

수면 무호흡증을 앓는 경우 심한 코골이를 동반하기도 합니다. 물론 수면 중에 코를 곤다고 해서 반드시 수면 무호흡증을 앓는 것은 아니므로 수면 무호흡증이 의심된다면 수면 클리닉에 찾아가 보기를 권합니다. 수면 무호흡증을 치료하려면 체중을 정상범위 안으로 감량하거나 코에 지속적으로 바람을 불어넣어 기도가 막히지 않도록 해주는 양압기를 사용하는 방법, 혹은 코골이 수술 등을 고려해볼 수 있습니다.

잠을 못 자는 현상과 반대로 과다 수면도 수면 장애에 속합니다. 잠을 너무 많이 자도 문제인 것이지요. 해가 떠서 당연히 일어나야 하는 시간에 못 일어나는 거예요. 아마 자녀들이 집에서 그렇게 자는 모습에 속이 터지는 부모님이 많을 겁니다. 아이들뿐만이 아닙니다. 직장 생활을 하는 성인 중에도 낮 시간에 졸림 증상이 극심해 업무를 보기가 힘든 경우가 많습니다. 이를 주간 졸림증이라 합니다.

또 전날 잠을 충분히 잤는데도 낮 시간에 정신없이 졸음이 쏟아지는 경우가 있습니다. 심하면 걸어가면서 자는 경우도 있지요. 이를 기면증이라고 합니다. 뒤에 언급하겠지만 이 경우는 주간에 분비되어 우리 몸을 각성하게 만드는 코르티솔(보통 '코티솔' 또는 '코티졸'이라고도 부릅니다) 호르몬과 야간에 분비되어 수면을 유지하게 만드는 멜라토닌 호르몬 분비에 이상이 생긴 것입니다. 주로 이 두 호르몬에 의해 우리 몸의 생체 리듬이 매일 일정하게 유지되는데, 생체 리듬이 깨지면 밤에는 수면 장애가, 낮에는 졸림 증상이 나타납니다. 그 외에 도파민 저하 등 신경호르몬의 문제로 수면 패턴이 엉망이 되는 경우도 있습니다.

잠을 자면서 이상 신체 증상을 경험하기도 합니다. 다리가 아파서 잠을 못 자는 하지불안 증후군이 대표적입니다. 낮에는 괜찮은데 밤만 되면 다리에 쥐가 나거나 근육통이 오는 등 하체가 불편해서 잠들기가 어려운 경우입니다. 주기적 사지 운동중이라고 해서 반복적으로 다리를 움직이는 증상도 있습니다. 이 경우 자는 내내 다리가 제멋대로 움직이기 때문에 수면 유지에도 문제가 생깁니다. 자다가 갑자기 벌떡 일어나거나 소리 지르고 흥분한 모습을 보이다가 다시 잠드는 렘 수면 장애도 있지요. 그 외에 몽유병이나 악몽을 꾸는 경우, 잠이 들었다가도 긴장하여 완전히 잠에서 깨는 야경증도 있습니다.

문제없이 잠을 잘 자고 있다고 하지만 막상 일어났을 때 개운하고 피곤이 풀리느냐고 물으면 우물쭈물하며 제대로 대답하지 못하는 경우도 많습니다. 잘 잔 것 같아도 아침에 제때 일어나지 못하거나 일어났을 때 피로가 풀리지 않으면 넓은 의미의 수면 장애에 시달리고 있는 것입니다. 잠은 하루 일과를 마친 뒤 지친 몸과 마음, 두뇌를 쉬게 하고 다시 에너지를 충전하는 과정입니다. 잠을 제대로 잤다면 아침에 일어나서 하루 일과를 힘차게 시작할 수 있어야 합니다. 잠을 충분히 잔 것 같은데도 늘 피곤하다면 수면의 양이 아니라 수면의 질을 평가해봐야 합니다.

이처럼 불면의 정의는 생각보다 훨씬 넓습니다. 이런 기준에 의하면 대부분의 현대인이 불면을 앓고 있다고 할 수 있습니다.

잠 못 드는
이유를 찾아서

문제를 해결하려면 먼저 그 원인을 알아야겠지요. 원인을 파악해야 그에 맞는 대책을 세울 수 있으니까요. 그렇다면 수면 장애의 원인에는 어떤 것들이 있을까요?

사실 수면 장애의 가장 큰 원인은 나이입니다. 나이가 들면 호르몬 분비가 감소하는데, 이것이 수면 장애의 결정적인 원인입니다. 우리 몸에는 수면 호르몬이라고 불리는 멜라토닌 호르몬이 있어요. 이 멜라토닌 분비가 감소하면 수면에 큰 영향을 미칩니다. 또 나이가 들면 방광이나 전립선 기능이 약해져 소변을 보느라 자주 잠을 깨기도 하지요. 운동량이 줄어들면서 생체 리듬을 점차 잃어버리는 것도 큰 문제입니다. 따라서 노화가 불면의 가장 큰 원인임은 분명합니다.

하지만 나이 든 사람만 수면 장애에 시달리는 것은 아닙니다. 10대, 20대부터 불면에 시달리는 경우도 많지요. 젊은 사람과 청소년의 불면은 주로 스트레스가 원인입니다. 스트레스나 환경의 변화로 인해 일시적으로 찾아오는 일과성 불면이지요. 시험 전날 잠이 오지 않는 경우가 대표적입니다. 또는 자려고 누우니 낮에 들었던 말이 갑자기 떠오르면서 머릿속을 맴돌아 잠들지 못하는 경우도 있습니다. 다른 사람의 말에 상처를 입고 밤새 혼자 머릿속에서 그 상황을 반복해서 떠올리며 스토리텔링을 하는 것입니다. '그 사람은 왜 그렇게 말했을까? 내가 그때 이렇게 받아쳤으면 어땠을까?' 하면서 말입니다. 이렇게 마음과 정신을 쓰면서 생각을 반복하면 쉽게 잠들 수 없습니다. 그래서 감성적인 사람일수록 스트레스와 근심에 민감해서 불면증에 자주 시달립니다.

또 다른 원인으로는 부신 피로를 들 수 있습니다. 부신은 신장 위에 있는 조직인데, 여기에서 여러 가지 호르몬이 분비됩니다. 코르티솔도 그중 하나입니다. 코르티솔은 스트레스를 받는 상황에서 분비되어 스트레스 호르몬이라고 불리는데 우리 수면과 매우 밀접한 연관이 있어요. 정상적인 경우 이 호르몬은 아침에 분비량이 가장 많고 시간이 지날수록 점차 그 수치가 줄어듭니다.

하지만 오히려 밤에 코르티솔이 더 많이 분비될 때가 있어요. 이 현상을 '부신 역전'이라고 부르는데, 스트레스를 받으면 왜 몸이 피곤해지고 잠을 못 자게 되는지를 설명해줍니다. 자세한 내용은 3장에서 더 자세히 살펴보겠습니다.

질병과 잘못된 생활 습관이 불면을 부른다

불면은 질병이나 생활 습관과도 깊은 관계가 있습니다. 비만이나 음주 같은 요인이 대표적입니다. 앞에서도 잠시 살펴봤지만 비만이 생기면 기도가 좁아져서 수면 무호흡증이 발생하기 쉽습니다. 그러면 잠을 자다가 갑자기 수십 초간 숨을 쉬지 않고, 그러다 다시 코를 골며 자는 현상이 반복되지요. 이 수면 무호흡증도 방치하면 고혈압, 뇌졸중, 협심증, 심근경색 등의 심혈관계 합병증을 일으킬 수 있는 심각한 질병입니다. 또 코골이가 심하면 본인뿐만 아니라 함께 잠을 자는 배우자의 수면까지 방해합니다.

생활 습관 면에서 가장 단순하면서도 대표적인 사례는 음식을 먹고 바로 눕는 경우입니다. 음식을 먹으면 이를 소화시키기 위해 위산이 분비됩니다. 하지만 누워 있으니 위에서 분비된 위산이 식도까지 올라와서 식도를 자극하지요. 그래서 역류성 식도염으로 고생하고 잘 낫지도 않습니다. 자꾸 기침하거나 속이 아프고 불편해서 잠도 잘 이루지 못합니다. 만약 이런 경우라면 생활습관, 특히 식습관을 점검해야겠지요.

진료실을 찾아오는 환자 중에 평소 야식을 먹는 습관이 있는 분들이 많아요. 거기에 술까지 마시면 소화시키는 데만도 한참이 걸려 잠을 설치게 됩니다. 뒤에서 더 자세히 다루겠지만 음식을 충분히 소화시키지 못하면 잠을 자려고 해도 잘 자기 힘듭니다. 숙면을 취하려면 위와 장이 편안해야 합니다.

또 아직 60세를 넘지 않은 중장년층에서도 소변을 보느라 잠을 못 자는 경우가 제법 있습니다. 기능성 방광(과민성 방광)과 전립선 문제로 화장실을 왔다 갔다 하느라 잠을 이루지 못한다고들 합니다. 그러나 아직 60세를 넘지 않았다면 그 순서가 뒤바뀌었을 가능성이 있습니다. 방광 문제로 잠을 못 자는 것이 아니라, 숙면을 취하지 못하니까 자꾸 요의를 느껴서 화장실을 가는 것입니다. 기능성 방광이란 소변이 방광에 충분히 차지 않았는데도 요의를 느끼는 증상을 말합니다. 부교감신경이 방광 근육을 자꾸 자극하는 경우를 들 수 있지요. 이때는 부교감신경 억제제를 복용하면 금방 호전됩니다. 그런데 부교감신경 같은 자율신경에는 문제가 없더라도 성격이 예민하거나 강박적인 경우 비슷한 증상에 시달립니다. 잠을 청하려고 누웠는데도 소변이 마려운 느낌에 화장실을 갔다 오지만 한 시간도 안 되어서 똑같은 불안감과 불편함이 반복되어 수면을 망치는 것이지요. 이런 경우에는 불안과 강박을 줄이는 항불안제, 즉 신경안정제가 도움이 됩니다.

이미 경험해보신 분이 많겠지만 통증도 대표적인 수면 방해 요인입니다. 허리디스크나 목디스크가 있는 경우, 어깨 염증이 있는 경우에는 자려고 누우면 통증이 찾아와 밤새 잠을 편히 이루지 못합니다. 따라서 이 경우에는 통증을 먼저 조절할 필요가 있습니다. 근본적으로는 평소 생활할 때 자세를 바르게 교정해서 통증이 만성화되지 않도록 조절해야겠지요. 반대로 잘못된 자세로 잠을 자면 목이나 어깨 근육이나 관절의 통증이 더 악화되기도 합니다. 통증이 수면 장애를 일으키기도 하지만 동시에 수면 장애가 통증을 악화시키기도 하니, 이런 악순환을 끊는 것이 중요합니다.

우리 몸의 기능 장애가 불면을 부른다

질병이라고 할 정도는 아니지만 불편함을 느껴서 잠을 이루지 못하는 경우도 많습니다. 이런 불편감은 수면뿐만 아니라 일상에서도 크고 작은 문제를 일으킵니다. 의학계에서는 이를 '기능 이상'이라고 합니다. 질병은 아니지만 몸의 기능에 문제가 생겼다는 의미입니다. 심한 피로와 통증, 수면 장애, 집중력 저하, 소화 불량, 배에 가스가 차는 현상이 대표적입니다. 이 기능 이상 중 한 가지가 수면 장애이기도 한 반면, 다른 기능 이상으로 인해 수면 장애가 나타나기도 합니다.

수면제를 복용하면 바로 잠들 수 있고, 또 경미한 수준의 불면은 조기에 수면제로 해결하는 것이 더 쉽고 빠릅니다. 하지만 수면 장애가 악화되어 만성 불면증에 시달리고 있다면 다른 기능 이상은 없는지 살필 필요가 있습니다. 기능의학에서는 장내 미생물 증식에 의한 과민성 대장 증후군을 특히 중요하게 다룹니다. 장내 미생물 불균형이 불면을 불러오기도 하지만, 거꾸로 스트레스와 불면이 장내 미생물을 악화시키는 주범이 되기도 합니다. 따라서 지금까지의 식습관을 다시 점검하고 장에 좋은 음식, 결과적으로 수면에 도움을 주는 음식을 섭취할 필요가 있습니다.

이처럼 우리 몸의 모든 부분과 기능은 서로 밀접하게 연결되어 있습니다. 수면 장애를 근본적으로 치료하기 위해서는 우리 몸에 기능 이상을 일으키는 메커니즘을 이해하고 균형을 유지하기 위해 노력해야 합니다. 이렇게 어느 한 증상만을 가라앉히는 것이 아니라 통합적으로 접근하여 전체적인 몸의 균형을 되찾으면 꿀잠을 자고 건강을 회복할 수 있습니다.

수면 시간 vs. 수면의 질

불면을 이해하기 위해서는 '수면 주기'를 알아야 합니다. 잠이 오지 않아서 수면 상담을 받아봤거나 치료를 받아본 적이 있다면 수면 주기에 대해 익히 들어보셨을 겁니다. 우리는 잠을 잘 때 한 가지 상태로 계속 잠을 자지는 않습니다. 수면에는 단계sleep stage가 있어요. 수면 중 보이는 우리 신체의 변화에 따라서 크게 렘rapid eye movement, REM 수면 단계와 논렘Non-REM 수면 단계로 나뉩니다.

렘 수면은 이름처럼 안구가 빠른 속도로 움직이는rapid eye movement 단계입니다. 깨어 있는 상태와 유사한 얕은 수면이지요. 수면 주기의 후반에 주로 나타나는데 이 시기의 뇌파에선 베타파, 세타파 등 빠른 파동이 나타나고 안구 운동도 빠르게 반복되지만 반대로 신체 근육에는 힘이 빠집니다. 또 호흡과 맥박이 불규칙해지고 자율신경계 활동이 증가합니다.

논렘 수면 단계는 다시 네 가지로 나뉩니다. 졸음Non-REM stage 1, N1, 얕은 잠Non-REM stage 2, N2, 깊은 잠Non-REM stage 3, N3, 가장 깊은 잠Non-REM stage 4, N4의 단계입니다. 일반적으로 잠드는 과정을 생각해봅시다. 잘 때가 되면 깜빡깜빡 졸음이 오다가 침대에 눕겠지요. 그리고 꿈인가 생시인가 하는 얕은 잠을 경험하다가 곧 깊은 잠에 빠집니다. 이런 단계를 각각 N1, N2, N3, N4라고 부르고 N3부터는 편안한 잠, 깊은 잠이라고 합니다. N4는 가장 깊은 잠인데, 잠든 지 첫 90분 이내에만 N4 단계의 깊은 잠을 경험합니다.

잠을 잘 때는 졸음, 얕은 잠, 깊은 잠 단계를 거치면서 생체 리듬이 점점 느려집니다. 호흡과 심장박동이 느려지며 긴장신경이라고 부르는 교감신경이 진정되고 이완신경이라고 부르는 부교감신경이 활성화되는 것입니다. 그러다 갑자기 어느 순간 렘 단계, 즉 눈이 핑핑 돌고 심장이 두근거리며 뇌가 갑자기 활성화되는 각성 수면 상태에 진입합니다. 이때 흔히 꿈을 꾸지요. 뇌는 각성되어 있는데 사지는 마비된 상태입니다. 일반적인 경우에는 뇌가 흥분하면 사지가 움직여야 하는데 렘 단계에서는 생리적인 현상으로 움직이지 못해요. 그래서 이때 악몽을 꾸면 가위 눌림 현상을 경험합니다. 무서운 괴물이 다가오고 있는데 몸은 조금도 움직여지지 않는 상황 말입니다.

대부분 사람들은 이 렘 수면 단계에서 일어나는 일을 인지하지 못하고 밤새 잘 잡니다. 하지만 이 단계에서 수면 장애를 경험하는 분도 있습니다. 자다가 갑자기 소리를 크게 지르거나 함께 자는 사람을 때리고 심지어 깨물기까지 하는 등 공격적인 행동이 반복적으로 나타나는 경우가 이에 해당하는데, 이를 '렘 수면 행동장애rapid eye movement sleep behavior disorder'라 부릅니다.

이렇게 N1, N2 단계를 거쳐 N4 단계의 깊은 잠까지 갔다가

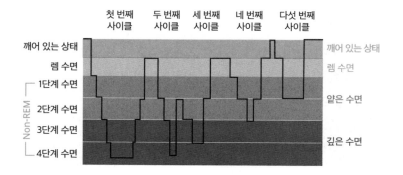

정상 수면 주기

다시 차츰 잠이 얕아지면서 렘 수면 단계로 가는 사이클이 반복됩니다. 하지만 첫 번째 사이클에서만 N4 단계의 깊은 잠에 빠지고 그다음부터는 N4 단계까지 빠지지 않아요. 즉 수면 주기는 N1 → N2 → N3 → N4(90~110분) → N3 → N2 → N1 → N2 → N3(60분) → N2 → N1 → N2 → N3(60분) 등으로 이어집니다. 이런 사이클이 보통 한 번에 60분에서 110분 정도 지속되지요. 그래서 하루 일곱 시간 정도 잔다고 하면 평균 4~5회 정도 이 사이클을 반복하게 됩니다. 이때 첫 번째 사이클, 즉 처음 90분에서 110분 사이에 가장 깊은 잠에 한번 푹 빠지면서 에너지가 회복됩니다. 그러니까 막 잠들고 나서부터 한 시간 사이에 수면을 방해받으면 꿀잠을 놓치는 원인이 됩니다. 반대로 처음 90~110분 사이에 깊은 잠을 자면 그다음에는 비교적 얕은 잠을 자더라도 상대적으로 덜 피곤합니다.

이러한 수면 단계가 무너지면 불면에 시달립니다. 따라서 입면 단계에서는 졸음, 얕은 잠, 깊은 잠의 순서대로 자연스럽게 잠드는 방법을 배워야 수면 장애를 피할 수 있습니다. 또 논렘 수면 단계에서는 수면 전반기에 깊은 잠을 자고 새벽이 가까워질수록 얕아진다는 점, 수면 유지 단계에서는 얕은 잠을 자다가 중간에 각성하기도 하며 다시 자는 단계가 자연스럽게 반복된다는 사실을 인지하면 수면 이해에 도움이 됩니다.

나의 수면 주기 알아보기

잠을 자는 동안 나의 수면 주기를 알 수 있으면 수면에 무슨 문제가 있는지 파악할 때 도움이 됩니다. 제대로 깊은 잠을 자는지, 자는 동안 자주 깨지는 않는지, 사지를 심하게 움직이거나 소리 지르는 등의 행동을 하지는 않는지, 혹은 코를 얼마나 고는지 등을 상세하게 알 수 있다면 좋겠지요.

이러한 수면 상태를 측정하는 것이 수면다원검사입니다. 수면 전문 병원에서 머리와 가슴 등에 뇌파 및 심장파동 측정 장치를 부착하고 하룻밤 자는 것입니다. 수면다원검사는 수면 중 뇌파, 안구 운동, 근육의 움직임, 호흡, 심전도 등을 종합적으로 측정하고 동시에 수면 상태를 영상으로 녹화합니다. 병원에서는 이 검사에서 얻은 기록을 분석해 수면 질환을 진단하고 치료방침을 정합니다.

하지만 이런 거추장스러운 장치를 달고 평소 수면 환경과 다른 낯선 곳에서 잠을 잔다면 잠자리가 달라져 평소보다도 더 잠이 안 올 수 있습니다. 따라서 수면다원검사는 비용도 비용이지만 수면 기록이 왜곡될 위험이 있습니다.

다행히 요즘은 웨어러블 기기wearable device가 발전해 집에서도 손쉽게 수면을 모니터링할 수 있습니다. 수면 모니터링에 사

스마트워치를 통한 수면 모니터링

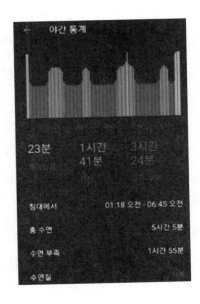

용할 수 있는 대표적인 기기가 스마트워치나 스마트밴드입니다. 요즘은 스마트링, 즉 반지를 통해서도 수면 주기를 트래킹할 수 있습니다. 이런 기기는 물체의 가속도를 측정하는 가속계의 원리를 이용합니다. 쉽게 말하면 잠잘 때 손목(스마트링의 경우 손)의 움직임을 감지하는 것이지요. 고급 웨어러블 기기에는 광혈류측정센서가 들어 있어 손목 아래를 지나가는 혈류의 양을 통해 측정하기도 합니다.

스마트워치를 통한 수면 모니터링 화면을 예를 들어 설명해보겠습니다.

앞의 수면 모니터링 결과를 보면 총 5시간 5분을 잔 것으로 기록됩니다. 스마트워치로 손목의 움직임과 자세 이동을 통해 측정한 것입니다. 이 경우 수면의 절대적인 시간도 부족하지만 질도 나쁩니다. 선잠이라고 불리는 렘 수면 시간이 1시간 41분, 깊은 수면이라고 불리는 논렘 수면 시간이 3시간 24분입니다. 광혈류측정센서 등을 통해 보다 정교하게 수면을 모니터링하는 스마트워치나 스마트밴드는 렘 수면도 1단계부터 5단계까지 나누어서 분류합니다.

이런 기기로 측정하는 데이터는 수면다원검사만큼 정확하지는 않습니다. 그래도 매일의 기록을 비교적 손쉽게 측정할 수 있는 디지털 수면 모니터링은 스스로의 수면 습관을 확인하고 수면을 개선하는 데 도움을 줍니다.

그렇다면 이 디지털 수면 모니터링을 이용해 수면 개선 효과를 어떻게 측정하고 읽어낼 수 있을까요? 이번에는 수면 치료에 성공한 경우의 디지털 수면 모니터링 결과를 살펴보겠습니다.

이 사례는 기존에 수면제를 복용해 잠을 자고 있었지만, 지속적인 복용으로 인한 부작용을 걱정해 약을 한번 끊었던 경우입니다. 수면제를 끊었더니 다시 불면에 시달리기 시작했다며 진료

수면 개선 전후의 디지털 수면 모니터링 결과

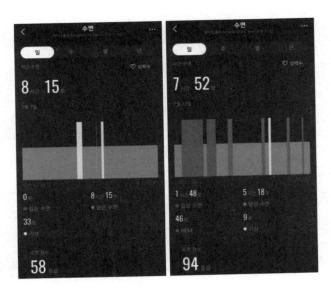

실을 찾아오셨지요. 수면제 복용을 꺼리는 점을 고려하여 증상에 맞는 수면 영양제를 처방했더니 수면의 질이 크게 개선되었습니다. 디지털 수면 모니터링을 해보니 위의 그래프처럼 수면의 전체적인 시간에는 큰 차이가 없었지만 깊은 잠이 0분에서 1시간 48분으로 늘어나 질적인 측면에서 크게 호전된 것을 볼 수 있습니다.

이렇게 웨어러블 기기를 통해 수면 상태를 점검하면 불면을 치료하기 위한 새로운 시도가 어느 정도 효과가 있는지 직접 확인할 수 있습니다. 새롭게 시도한 방식이 효과가 없었다면 다른 방법을 시도해보면서 객관적으로 수면 상태를 평가할 수 있지요. 평소 수면 패턴이나 지난밤에 잠을 얼마나 깊이 잤는지, 렘 수면은 어느 정도로 잤는지 등도 알 수 있어서 이를 바탕으로 전반적인 수면의 질을 개선하는 데 도움을 줍니다.

잠을 빚지셨나요

수면 부채sleep dept라는 말을 들어보셨나요? 여기서 '부채'는 빚을 진다는 의미입니다. 잠을 빚졌다는 것이지요.

이따금 밤늦게까지 스마트폰을 본다든지 과제 때문에 잠을 못 자는 경우가 있지요. 물론 하루 이틀 정도의 수면 부족은 생체 리듬에 타격을 주지 않습니다. 하지만 이러한 패턴이 반복되면 생체 리듬이 깨집니다. 다음 날 아침에는 회복된 것처럼 보이지만 미처 자지 못한 잠이 생체 리듬에 영향을 미치지요. 결국 이때 부족한 잠이 부채로 남아서 낮에도 내내 피곤하고 결과적으로 밤에 자는 수면도 방해를 받습니다.

갑작스러운 스트레스로 일주일 내내 잠을 자지 못해 식욕을 잃고 체중도 줄어들어 불안증이 생기는 경우도 있습니다. 게다가 불안증으로 인해 잠들기는 더욱 힘들어지고 결국 일상생활도 영위할 수 없을 정도가 되어서야 병원에 찾아오는 경우가 부지기수입니다.

예를 들어 이런 식이지요. '어제 못 잤으니 오늘은 자겠지' 하고 생각하지만 잠이 오지 않아 밤새 뒤척이다가 피곤한 몸을 끌고 출근합니다. 그럭저럭 일을 마치고 집에 왔지만 문제는 다시 밤입니다. 이틀 동안 잠을 못 잤으니 오늘은 반드시 자야 한다는 강박이 생겨 더욱 잠을 못 이루게 됩니다. 계속되는 불면으로 인해 낮에 졸음에 시달리면서도 '낮잠을 자면 밤에 더 잠이 오지 않겠지' 하는 생각에 하루 종일 졸음과 사투를 벌입니다. 하지만 낮잠을 자지 않는다 해도 밤에는 또다시 잠을 이루지 못합니다. 그렇게 불안증이 생기고 식사도 잘 챙기지 못해 질병까지 생기는 악순환에 빠지는 것입니다.

수면 부채는 빨리 회복해야 합니다. 전날 잠을 못 잤다면 낮에 잠시라도 쪽잠을 자서 빚을 갚아야 합니다. 우리의 지갑 사정과 마찬가지입니다. 빚이 적으면 큰 문제가 되지 않지만 누적된 잠, 누적된 수면 부채는 감당하기 힘듭니다.

부채를 빨리 털어내지 않으면 많은 질병이 생기고, 결과적으로 만성 불면증을 앓습니다. 저는 점심을 먹고 5분 정도 잠시 눈을 붙이는 낮잠 시간을 꼭 가집니다. 비슷하게 스페인에서는 낮잠을 자는 전통이 있는데, 이를 시에스타siesta라고 부릅니다. 시에스타는 오후의 태양이 뜨거워 상대적으로 야간에 활동이 많은 남부 유럽의 전통 문화로, 보통 오후 2시부터 4~5시까지 길게 낮잠을 잡니다. 물론 우리나라에서는 이렇게 긴 낮잠을 자기는 힘들겠지요. 하지만 점심시간을 이용하여 짧게라도 부족한 잠을 보충하면 오히려 밤 시간의 수면에 도움을 받을 수 있습니다.

우리 몸은 리듬을 탄다

하루에 한 번씩 잠을 자는 것만 보아도 알 수 있듯이, 우리 몸에는 하루를 주기로 반복되는 리듬이 있습니다. 이 리듬을 생체 리듬 혹은 일주기 리듬circadian cycle이라고 합니다. 간단히 생체 시계biological clock라고 하지요.

모든 생명체는 지구의 자전에 따라 24시간 주기의 생체 시계를 가집니다. 물론 정확하게 24시간이라고 하기는 어렵습니다. 공전으로 인한 영향을 고려하면 지구가 자전하는 데 걸리는 시간은 24시간보다 약 4분가량 짧기 때문입니다(정확히는 23시간 56분 4초라고 합니다). 하지만 대체로 24시간이라고 보아도 무리는 없겠지요. 여기서 말하는 24시간이란 결국 지구에서 낮과 밤이 반복되는 주기입니다. 즉 모든 생명체는 낮과 밤이 반복되는 주기에 맞는 생체 리듬을 지니고 있습니다.

2017년 노벨생리의학상 주제가 바로 이 생체 리듬이었습니다. 우리 몸에는 생체 시계의 영향을 받는 생리적, 행동학적 일주기 리듬이 있습니다. 흔히 때가 되면 졸리고 배고프다고들 하지요. 이때 '때가 된다'는 건 시계를 보거나 생각해서 안다는 의미가 아니라, 내 몸이 주기적으로 반응하는 생체 시계라는 뜻입니다.

생체 시계, 생체 리듬의 중요성

우리 몸에 있는 생체 시계에 따르면 아침에는 각성이 최고조 상태입니다. 코르티솔이 증가하고 혈압과 혈당이 올라가면서 닥쳐올 고난과 스트레스에 대항해 싸울 태세를 취합니다. 코르티솔은 뇌의 기능을 각성시키고 신체 활동을 깨우는 호르몬입니다. 앞서 코르티솔이 스트레스 호르몬이라고 했는데, 스트레스 호르몬이라고 다 나쁜 건 아닙니다. 코르티솔이 분비되어야만 우리 몸이 스트레스와 싸울 힘이 생기니까요.

즉 우리 몸에는 아침에는 코르티솔이 많이 분비되었다가 밤에는 코르티솔 수치가 떨어지는 자연스러운 생체 리듬이 있습니다. 그래서 코르티솔이 많이 분비되는 아침에는 어려운 일도 충분히 해낼 수 있습니다. 배터리가 100퍼센트 충전된 상태와 같지요. 그러나 밤이 되면 다시 방전됩니다. 그래서 야간에 수면을 통해 배터리를 다시 충전하는 작업이 이루어져야 합니다.

하지만 만성적인 스트레스를 받으면 아침에 코르티솔 수치가 낮아지고 오히려 밤에 증가하는 현상이 일어납니다. 그러면 낮에는 기운이 없고 밤에는 잠을 못 자게 되지요. 코르티솔은 신장 바로 위에 붙어 있는 부신에서 분비됩니다. 뒤에서 더 자세히 살펴보겠지만 부신은 뇌하수체의 명령을 받아 움직이는데, 스트레스가 감당할 수 없는 수준이 되면 뇌하수체를 통한 대부분의 호르몬 분비 과정이 억제됩니다. 극심한 스트레스를 받으면 성호르몬에도 영향을 미쳐 여성의 경우 생리를 거르고, 남성은 성욕이 크게 감퇴하지요. 코르티솔 같은 부신 호르몬 역시 마찬가지입니다. 이렇게 밤에 코르티솔 분비량이 높아져 숙면을 취하지 못하고 낮에는 코르티솔 수치가 낮아져 피곤하고 졸린 현상을 '부신 역전'이라고 부릅니다. 부신 역전이 일어나면 아침부터 피곤하고 졸릴 수밖에 없습니다.

코르티솔과 멜라토닌의 리듬을 나타낸 그래프에서 볼 수 있듯이, 밤에는 코르티솔 수치가 떨어지고 멜라토닌이라는 수면 호르

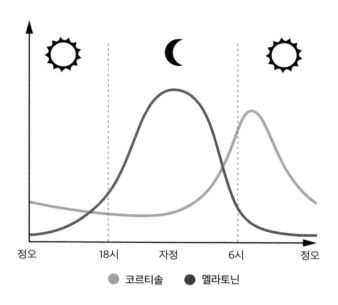

코르티솔과 멜라토닌의 리듬

정오　　18시　　자정　　6시　　정오

● 코르티솔　　● 멜라토닌

몬 수치가 올라가야 정상입니다. 그래야 밤에 잠들기 쉽게 뇌의 활동과 호흡, 심장박동이 편안하고 느려지지요. 하지만 부신 역전이 일어나면 반대로 밤에 갑자기 뇌가 활성화되고 호흡과 심장박동이 더 빨라집니다. 쉽게 잠들지 못하는 현상이 찾아오는 것입니다.

코르티솔과 멜라토닌을 핵심 축으로 하는 생체 시계는 매우 중요합니다. 더 자세히 알고 싶다면 소크생물학연구소의 사친

생체 시계

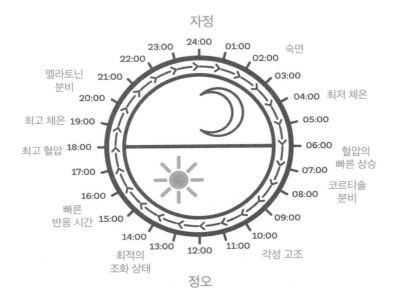

판다 교수가 쓴 《생체 리듬의 과학》이라는 책을 추천합니다. 또 EBS 지식채널에서 엮은 책 《건강 잠재력, 생체 시계의 비밀》도 참고하기에 좋습니다. 이 두 책을 읽으면, 생체 시계에 대한 개념을 더욱 자세히 파악하는 데 도움이 됩니다.

우리 뇌는 어떻게 생체 리듬을 인지할까

시계처럼 따로 시간을 맞출 수도 없는데, 우리 몸은 도대체 어떻게 때를 알고 생체 리듬을 조절할까요? 지구의 자전과 낮과 밤의 주기를 설명할 때 눈치 채신 분들도 있을 것입니다. 우리 몸은 망막을 통해 들어오는 빛으로 생체 리듬을 조절합니다.

우리 뇌의 구조를 간략하게 살펴보겠습니다. 우리 뇌의 중심에는 시상하부hypothalamus라는 부위가 있어요. 뇌의 한가운데에 있어서 속뇌라고도 합니다. 사람의 시상하부는 아몬드 정도의 작은 크기인데, 각종 대사 과정과 자율신경계 활동, 호르몬 합성 및 분비를 관장합니다. 생체 리듬의 중추라고 할 수 있지요. 그리고 이 자그마한 시상하부 안에 있는 시교차상핵suprachiasmatic nucleus. SCN이 수면을 관장합니다.

시교차상핵은 어떤 방식으로 우리의 수면을 관장할까요? 순서대로 살펴보겠습니다. 우리 망막의 가운데에는 멜라놉신melanopsin이라는 세포가 있습니다. 이 세포는 일반적인 시각세포와 달리 시각정보처리에는 영향을 미치지 않고, 오로지 빛이 망막으로 들어오는지 아닌지만을 감각합니다. 시각세포는 전체 10만 개 정도인데 멜라놉신은 약 5,000개로, 전체 시각세포 중에 5퍼센트 정도입니다. 이 세포는 시교차상핵에 빛이 들어오는지 아닌지 알려주는 역할을 합니다.

　시상하부 그림을 보면 빛과 시교차상핵, 그리고 멜라토닌의 연관 관계를 확인할 수 있습니다. 뇌에서 수면을 관장하는 메커니즘이라고 할 수 있지요. 시교차상핵의 바로 옆에는 송과선 혹은 솔방울샘이라고 하는 내분비 기관이 있는데, 이 기관에서 수면 호르몬인 멜라토닌을 만들어냅니다. 멜라놉신이 빛이 들어온 사실을 감각하면 이를 시교차상핵에 전달하고 시교차상핵은 송과선에 멜라토닌을 억제하라는 신호를 보냅니다. 반대로 멜라놉신에 빛이 들어오지 않으면 시교차상핵은 송과선에 멜라토닌을

생체 리듬의 중추, 시상하부

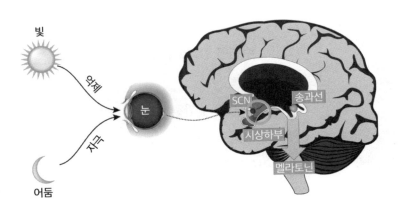

분비하라는 신호를 보냅니다. 즉 멜라놉신이 빛을 감각하는지 여부에 따라서 '빛이 들어왔다, 깨어나자' 혹은 '빛이 들어오지 않는다, 자자' 같은 신호를 받는 것입니다.

　그런데 시교차상핵에서는 멜라토닌 분비만 자극하는 것이 아니라 갑상샘에서 분비되는 갑상샘 호르몬, 코르티솔과 같은 부신 호르몬, 그리고 난소와 정소에서 분비되는 성호르몬까지도 모두 통제합니다. 시교차상핵과 다른 호르몬 분비 기관이 서로 밀접하게 연결되어 있는 것이지요. 그 때문에 잠을 못 자면 멜라토닌만 감소하는 것이 아니라 다른 호르몬도 함께 균형을 잃게 됩니다. 그래서 때로는 수면 장애를 치료하기 위해 호르몬 치료를 병행하기도 합니다. 호르몬 치료에 대해서는 3장에서 더 자세히 알아보려 합니다.

수면을 방해하는 빛

　원시시대의 인류는 어둡고 캄캄한 밤을 어떻게 보냈을까요? 당시에 어둠을 밝힐 수 있는 광원이라고는 고작 한두 시간 정도 지속되는 모닥불이 전부였습니다. 깜깜한 밤에는 달빛에 의지하여 서로를 겨우 알아볼 정도의 암흑 속에서 지낼 수밖에 없었지요. 그런데 이 생활 패턴이 우리 몸속 DNA에 각인되어 있다고 하면 믿어지시나요?

우리 몸에는 피리어드Period. PER라는 유전자가 존재합니다. 이 유전자는 생체 리듬을 조절하는데, 낮에는 이 유전자가 발현(DNA를 구성하는 유전 정보에 의해 단백질이 형성되는 과정)되는 양이 늘어났다가 밤에는 감소합니다. 이런 식으로 낮과 밤의 일주기를 조절하는 것이지요. 즉 인류는 낮과 밤에 맞추어 생체 리듬이 조절되도록 유전자 단위에서 설계되었습니다. 이 유전자는 우리의 수면과도 깊은 연관을 가지고 있지요.

앞에서 잠깐 언급했듯이 2017년 노벨생리의학상을 받은 주제가 바로 생체 리듬이었습니다. 그리고 이 생체 시계의 비밀을 밝히고 노벨상을 받은 과학자가 제프리 홀Jeffrey Hall, 마이클 로스배시Michael Rosbash, 마이클 영Michael Young입니다. 피리어드 유전자와 이를 조절하는 시스템을 설명해낸 과학자 셋이 공동으로 노벨상을 수상할 정도로 생체 리듬, 생체 시계는 중요한 연구 대상이라고 할 수 있습니다.

생체 리듬은 인류뿐만 아니라 식물에게도 중요합니다. 식물의 생체 리듬, 즉 기공 운동이나 광합성 활동은 빛에 의해 제어됩니다. 따라서 식물을 재배할 때도 빛에 따른 생체 리듬을 고려해야 합니다. 인간의 활동으로 인해 야간에도 빛이 과도하게 생성되는 현상을 '인위적 야간 빛 생성 오염artificial night light pollution, ALAN' 이라고 하는데, 관련 연구에서 인공적으로 밤낮없이 빛을 비추어 가며 재배한 식물의 유전자가 변형되었다는 결과가 나오기도 했습니다.[7]

블루라이트를 조심하라

인류가 전구를 발견한 지 불과 200년도 채 되지 않습니다. 그 이전에는 밤에 어두워지는 것이 당연했죠. 기껏해야 호롱불이나 모닥불처럼 지속 시간이 짧고 붉은 빛을 내는 광원이 전부였습니다. 이런 광원은 파장이 길어서 눈에 무리가 가지 않습니다.

하지만 현대인은 파장이 짧고 휘황찬란한 빛 속에서 생활합니다. 도심의 번화가는 새벽 한두 시까지 불야성을 이루지요. 특히 한국은 전 도시의 밤이 훤히 밝습니다. 가까운 일본이나 멀리는 미국도 새벽 시간까지 돌아다니고 경제활동을 하지는 않습니다. 한국에서는 사람들이 새벽에도 돌아다니고 경제활동을 하고, 가정에서는 밤늦게까지 깨어 있어요.

무엇보다 우리 모두가 불면을 야기하는 잘못된 습관을 지니고 있습니다. 바로 늦은 밤에 스마트폰을 보면서 잠을 청하는 습관

말이지요. 이 습관은 우리 눈에 계속해서 빛을 비추면서 우리 몸이 잠을 자라는 신호를 제때 받지 못하게 만듭니다.

혹시 블루라이트blue light라는 말을 들어보셨나요? 블루라이트라고 하면 뭔가 특별한 광선처럼 느껴지는데, 쉽게 말하면 파란 빛입니다. 청색광이라고도 하지요. 흔히 "빨주노초파남보"라고 무지개 색을 말할 때의 그 "파"입니다. 파란 빛은 보통 파장의 길이가 380~495나노미터 사이인데, 그중에서도 특히 400나노미터를 중심으로 380~430나노미터의 파장을 지닌 빛을 블루라이트라고 합니다.

블루라이트가 눈에 좋지 않다는 이야기는 자주 들어보셨을 겁니다. 안경을 맞출 때 블루라이트를 차단하는 렌즈를 사용하기도 하지요. 그런데 블루라이트는 도대체 왜 문제가 되는 걸까요?

블루라이트는 짧은 파장에도 불구하고 거의 직선으로 망막 세포로 바로 들어오면서 망막에 있는 시각세포인 멜라놉신을 자극합니다. 멜라놉신은 빛을 감각하면 시교차상핵에 빛이 들어온다는 신호를 전달하지요. 그래서 밤이라도 블루라이트를 쬐면 시교차상핵은 여전히 낮이라고 인식해 멜라토닌 합성 및 분비를 억제합니다. 이런 이유로 블루라이트는 밤에 분비되는 수면 호르몬인 멜라토닌을 감소시키는 주범입니다. 이를 막기 위해 스마트폰이나 모니터, TV 등에는 블루라이트 방지 모드를 설정할 수 있는데, 빛의 파장을 더 길게 만들어 푸른색을 불그스름하게 조절하는 기능입니다.

우리가 일상에서 가장 많이 쓰는 도구인 스마트폰은 대표적인 블루라이트 방출 기계입니다. 물론 수면 부족이 먼저일 수도 있어요. 진료실에 찾아오는 환자분들 중에는 스마트폰을 보면서 뇌를 피곤하게 만들어 잠들겠다고 생각하는 환자분들도 있었습니다. 하지만 앞에서 본 것처럼 밤중에 스마트폰을 사용하면 디스플레이에서 나오는 블루라이트 때문에 멜라토닌 분비가 줄어들고, 멜라토닌이 분비되지 않아 수면 사이클이 망가지는 악순환이 일어납니다. 스마트폰으로 보는 콘텐츠가 자극적이어서 계속 뇌를 자극하는 탓도 무시할 수 없지만 여기서는 빛 자극으로 인한 수면 사이클 문제에 집중하겠습니다.

환자들이 불면 문제로 저를 찾아오면 저는 스마트폰을 어디에서 충전하는지를 꼭 묻습니다. 대부분 잠이 오지 않아서 자기 전까지 스마트폰을 통해 영상 등을 본다고 합니다. 중간에 잠에서 깨면 습관적으로 스마트폰을 찾는다는 환자들도 있고요. 하지만 수면 장애를 고치고 싶다면 스마트폰을 잠자리와 먼 곳에서 충전하도록 환경을 바꾸는 편이 좋습니다. 침실이나 침대 옆이 아니라 거실에서 충전하는 것이지요. 잠을 잘 때 블루라이트가 나오는 전자기기는 가능한 멀리 두어야 합니다. 더구나 스마트폰을 통해 보는 자극적인 내용은 간신히 쉬고 있는 뇌를 다시 활성화시켜 불면의 원인을 제공합니다.

잠이 오지 않을 때는 차라리 라디오를 들으며 잠들려고 노력하는 편이 낫습니다. 시각적 자극은 줄이고 잔잔한 백색 소음을 발생시켜 불면에 대한 강박을 줄이는 것이지요. 이처럼 수면에 도움이 되는 청각적 자극에 대해서는 5장에서 더 자세히 알아보도록 하겠습니다.

제2강

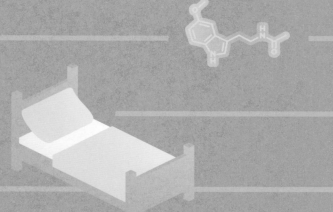

수면제,
먹어도 괜찮을까

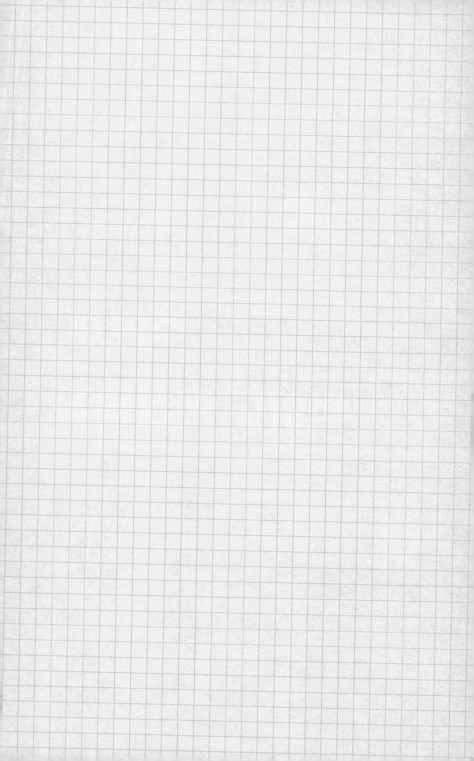

수면제를 먹으면
치매에 걸릴까

의외로 많은 사람들이 수면제를 복용합니다. 2017년에 실시된 한국 갤럽의 조사에 따르면 전국 성인 1,004명에게 수면에 대한 설문을 진행한 결과 63퍼센트가 '잘 잔다', 34퍼센트는 '잘 못 잔다'라고 답했다고 합니다. 잘 자는 편이라고 대답한 사람의 비율은 2007년 75퍼센트에서 2017년 63퍼센트로 줄었고, 잘 못 잔다고 대답한 사람의 비율은 같은 기간에 25퍼센트에서 34퍼센트로 늘었습니다. 즉 잘 자는 사람의 비율은 점차 줄어들고 수면에 문제를 느끼는 사람의 비율은 점차 늘어난 셈입니다.

잠을 못 자는 사람들이 늘어나고 있는 탓인지 수면제를 복용한 경험이 있는 사람의 비율도 함께 늘어났습니다. 지금까지 한 번이라도 잠을 자기 위해 수면제 또는 수면유도제를 복용한 적 있는지 묻자 성인의 15퍼센트가 '그렇다'라고 답했습니다. 여섯 명 중 한 명은 수면제를 복용해본 셈이지요. 또한 수면제 및 수면유도제를 복용해본 사람의 비율은 남성이 12퍼센트에 불과한 반면 여성은 17퍼센트로 더 높았습니다. 연령대가 높을수록 수면제 복용 경험이 높았는데, 전반적으로 10년 전인 2007년에 비해 두 배가량 높은 수치입니다. 생각보다 많은 사람들이 수면제를 복용하고 그 수가 해마다 증가하고 있는 것입니다.[1]

먼 옛날에도 사람들은 수면제를 복용했다

불면증은 현대에 새롭게 나타난 질병이 아닙니다. 나폴레옹이나 윈스턴 처칠, 빅토리아 여왕, 빈센트 반 고흐 등 고대부터 현대에 이르기까지 불면증에 시달리는 사람들은 셀 수 없이 많았지요. 역사에 기록으로 남아 있는 사람이 이 정도라면 실제로 수면 장애에 시달리는 사람은 더 많았을 것입니다. 심지어 지금 같은 수면제는 존재하지도 않았을 테니 말입니다. 그렇다면 수면제도 없었던 먼 옛날에 잠 못 자는 사람들은 어떻게 불면을 극복했을까요?

현대처럼 성분을 정제한 약은 없었지만 과거에도 수면제 대용으로 쓸 수 있는 약초는 많았습니다. 생약 및 약초 연구로는 독일이 특히 유명해서 지금도 독일의 슈퍼나 약국에서 발레리안valerian을 이용한 수면 영양제를 쉽게 찾아볼 수 있습니다. 이 약초의 효능에 대해서는 뒤에서 더 자세히 알아보겠지만 기원전 500년경 고대 그리스의 의사였던 히포크라테스가 불안과 신경과민으로 잠을 이루지 못하는 환자에게 이 약초를 사용했다고 합니다.

인도에서는 아쉬와간다ashwagandha라는 가지과의 식물이 전통적으로 수면제 역할을 해왔으며, 우리 조상도 다양한 약초와 약재를 통해서 수면 장애를 치료했습니다. 우리나라의 전통의학이라고 할 수 있는 한의학에서는 같은 불면 증상을 앓는 경우에도 체질에 맞도록 사람마다 다른 처방을 했다는 기록이 남아 있습니다. 소양인은 신장이 약해서 불면증이 동반되는 경우가 많아 숙지황 같은 약재로 다스리고, 태음인은 심장이 허약하고 땀을 많이 흘리는 등 교감신경이 잘 흥분하기에 불면이 있을 경우 산조인 같은 약재를 통해 불면을 치료했다고 합니다. 그러니까 과거에도 나름의 수면제 처방이 있었던 것이지요.

수면제, 잘 알고 복용하자

다시 현대로 돌아오겠습니다. 잠을 푹 자지 못하는 분들은 다양한 방법을 시도해봅니다. 하루 이틀이 아니라 수개월, 혹은 수년에 걸쳐 계속되는 만성 불면증에 시달리면 생활 습관을 고쳐보기도 하고 명상을 해보거나 수면에 도움이 되는 영양제를 찾아 먹어보기도 합니다. 전문가를 찾아가 상담을 요청하는 경우도 있지요. 저 역시도 가급적 비약물적 방법을 통한 처방을 선호합니다. 하지만 수면 장애가 극심한 경우라면 이미 약국에서 수면유도제를 구입했거나 의사의 처방을 통해 수면제를 복용해보신 분도 있으실 것입니다. 또는 이미 복용을 해봤는데 효과를 느끼지 못해 더 강한 수면제를 찾는 경우도 있을 것이고요. 이런 분들이 공통적으로 궁금해하는 점이 바로 수면제의 안전성입니다.

수면제를 오래 복용하면 부작용으로 치매가 찾아올지도 모른다는 불안감이 널리 퍼져 있습니다. 이런 부작용을 걱정해 잠을 자려고 약을 먹는 일 자체를 꺼리는 분도 많습니다. 수면제를 복용하던 분들이 약을 끊고 싶다면서 병원을 찾아오기도 합니다. '약에 의존하면서까지 잠을 자야 하나?' 하는 자괴감을 느끼기 때문인 것 같습니다.

하지만 수면제의 종류는 매우 다양합니다. 단순히 수면제라고 부르는 약물도 있고 수면유도제라고 하는 약물도 있지요. 의사의 처방 없이 바로 약국에서 구매할 수 있는 약품이 있는가 하면 처방을 받아야 하는 약도 있고요. 의외라고 생각하실지 모르겠지만 불안을 진정시키는 항불안제나 우울감을 해소하는 항우울제도 수면을 위해 처방됩니다.

지금까지 학계에서 연구한 바에 따르면 수면제 복용과 치매 발병의 연관성은 아직 명확하게 밝혀지지 않았습니다. 수면제 복용이 치매를 부른다는 연구 결과가 있는가 하면 그 반대의 연구 결과도 있습니다. 하지만 수면을 위해 복용하는 약에는 다양한 종류가 있고, 그중 어떤 약물은 실제로 치매 발병과의 연관성이 높은 것으로 밝혀졌습니다. 이에 관해서는 뒤에서 더 자세히 소개해보려 합니다.

하지만 수면제가 꼭 나쁘다고 볼 수만은 없습니다. 불면에 시달리는 분 중에는 수면제 처방이 꼭 필요한 경우도 있습니다. 심각한 수준의 수면 장애에 시달리고 있다면 수면제 처방이 꼭 필요한 경우도 있습니다. 약이라고 해서 무조건 멀리하기보다는 올바른 복용을 통해 조기에 불면의 악순환을 끊는 편이 더 도움이 됩니다.

따라서 이 장에서는 다양한 수면제를 살펴보면서 이런 막연한 오해를 불식시키고, 실제 문제가 되는 부작용이 무엇인지도 함께 다루려 합니다.

잠이 오지 않아
약국에 간다면

배가 아프면 내과에 가고, 뼈가 부러지면 정형외과에 가면 됩니다. 피부에 발진이 생겼다면 피부과를 찾아가면 되지요. 그렇다면 잠들기 힘들 때는 어느 병원을 찾아가야 할까요?

이런 정보가 충분치 않아서인지 수면 장애로 인해 약의 도움을 받고 싶을 때 가장 먼저 찾아가는 곳이 바로 약국입니다. 수면을 돕는 약물은 대체로 향정신성의약품으로 분류되어 의사의 처방이 필요한데, 어떤 약물은 처방 없이 약국에서 바로 구매할 수 있기 때문입니다.

그럼 이렇게 처방 없이 구할 수 있는 약들은 일반적인 수면제와는 어떻게 다를까요? 병원에서 처방받는 수면제와 비슷한 효과를 볼 수 있을까요?

감기약 성분을 이용한 수면유도제

의사의 처방 없이도 약국에서 구입할 수 있는 약을 일반의약품over the counter, OTC이라고 합니다. 일반적으로 가장 쉽게 접근할 수 있는 방법이지요. 참고로 OTC란 '카운터 너머에'라는 뜻으로, 약국의 카운터 뒤에서 약사가 일일이 꺼내줄 필요 없이 소비자가 매대에서 직접 집어들 수 있는 약이라는 의미를 담고 있습니다. 엄밀히 말하면 우리나라의 경우에 딱 들어맞는 표현이라고 볼 수는 없어요. 우리나라에서는 약사가 처방전을 받아 약을 조제해주거나 증상을 말하면 그에 맞는 약을 골라주는 식이기 때문입니다.

우리나라의 약국에 가서 "잠이 안 오는데요"라고 하면 받는 약은 대부분 항히스타민제입니다. 약 포장지에 있는 안내문을 유심히 읽어본 적이 있다면 항히스타민제의 용도를 아실 것입니다. 보통은 알레르기를 가라앉히기 위해 복용하는 약이지요.

히스타민이란 외부로부터의 자극을 방어하기 위해 우리 몸에서 분비되는 물질입니다. 히스타민이 분비되면 콧물이나 두드러기 같은 알레르기 반응이 쉽게 일어납니다. 또한 심장 근육을 수축시켜 두근거리게 만들고 위장을 자극하여 설사 등도 일으킵니다. 혈관이 확장되면서 편두통이 일어나고 뇌를 자극하는 각성 효과도 있습니다. 항히스타민제는 이런 증상을 일으키는 히스타민이 과다하게 분비되는 현상을 막는 약제입니다.

하지만 최초로 개발된 1세대 항히스타민제는 졸음이 온다는 부작용이 있었습니다. 앞에서 말한 것처럼 히스타민은 뇌를 자극하는 역할도 합니다. 그래서 히스타민이 차단되면 몸이 이완되고 잠이 옵니다. 알레르기를 경험해본 적이 없는 분이라도 감기약은 드셔보신 적이 있을 겁니다. 감기약을 먹으면 졸음이 쏟아지지요. 감기약 안에 콧물을 억제하는 항히스타민제가 포함되어 있기 때문입니다. 참고로 요즘 우리가 알레르기를 가라앉히기 위해 먹는 약은 2세대 항히스타민제입니다. 낮에도 졸리지 않도록 개선된 약물이지요. 정리하자면 약국에서 처방 없이 살 수 있는 수면유도제는 졸음이라는 부작용을 이용한 약물, 즉 1세대 항히스타민제입니다. 그래서 향정신성의약품으로 분류되는 수면제보다는 상대적으로 안전합니다.

1세대 항히스타민제이면서 수면유도제로 사용되는 대표적인 성분이 디펜히드라민diphenhydramin과 독시라민doxylamine입니다. 디펜히드라민 성분은 미국에서는 '베나드릴'이라는 이름으로 나오는 상품이 가장 유명합니다. 한국에서는 '콜드림', '제로민', '슬리펠' 등의 이름으로 유통되고 있지요. 디펜히드라민의 1회 적정 복용량은 25~50밀리그램입니다. 졸음을 유도하는 디펜히드라민에 해열진통제 성분인 아세트아미노펜acetaminophen이 같이 섞여 있는 '졸리민정'도 약국에서 쉽게 구할 수 있는 수면유도제입니다. 보통 콧물을 동반한 감기에 처방하는 약인데, 그 특성상 불면 치료 목적으로도 종종 사용됩니다. 독시라민 계열로 유명한 일반의약품 수면유도제로는 '자미슬'과 '아론정'이 있습니다. 둘 다 25밀리그램으로 하루 한 번 자기 전 복용합니다.

디펜히드라민과 독시라민의 가장 큰 차이는 작용 시간입니다. 작용 시간이란 약이 체내에서 완전히 빠져나가기까지 걸리는 시간, 반감기란 혈장 약물의 농도가 절반으로 줄어드는 데 걸리는 시간을 의미합니다. 반감기가 길수록 약이 몸속에 오래 머물며 효과도 더 오래 지속됩니다. 디펜히드라민은 복용 후 1시간 안에 효과가 나타나고 지속 시간은 4~6시간입니다. 2시간 안에 최대 혈중 농도에 도달하며 성인의 경우 반감기는 약 9시간(7~12시간), 노인의 경우 반감기는 13.5시간(9~18시간)으로 증가합니다. 반면 독시라민의 지속 시간은 3~6시간입니다. 복용 후 약 2~4시간 후에 최고 혈중 농도에 도달합니다. 독시라민이 디펜

일반의약품 수면유도제의 종류와 특성

성분	작용 시간(반감기)	특성 및 활용
디펜히드라민	4~6시간(9시간)	일시적 불면증 완화
독시라민	3~6시간(10~12시간)	불면증 보조 치료 및 진정

히드라민보다 작용 시간이 더 짧으니 아침에 멍한 느낌이 다소 줄어듭니다.

그 외에 길초근(발레리안) 뿌리 추출물과 맥주의 원료로도 사용되는 홉hop의 추출물로 만든 생약 성분의 약도 있습니다. '레돌민정'이라는 상품명으로 유통되지요. 생약 성분인 만큼 항히스타민제의 부작용이 없어 비교적 안전합니다. 레돌민정은 스위스의 제약회사인 막스젤러Max Zeller사에서 만드는 약으로 우리나라에서는 광동제약이 수입하고 있는데, 20년 동안 글로벌 생약 수면제 시장에서 1위를 차지하고 있는 약제입니다.

수면유도제도 부작용이 있다

약국에서 구할 수 있는 수면유도제는 의사가 처방하는 전문의

약품에 비하면 상대적으로 효과가 떨어집니다. 그래서 부작용도 덜하지요. 그렇다고 부작용이 아예 없다고는 할 수 없습니다. 따라서 약국에서 파는 수면유도제를 복용할 경우에도 부작용을 충분히 인지하고 주의해야 합니다.

항히스타민제의 대표적인 부작용은 졸음인데, 잠을 자기 위해 항히스타민제를 복용했다면 졸음을 부작용이라고 할 수는 없겠지요. 하지만 그 외에도 항콜린抗choline 작용이라고 해서 무스카린 수용체 혹은 아세트콜린 수용체를 억제하는 문제도 있습니다. 이 수용체는 신경계와 위장계, 심장, 폐, 방광 등에 있기 때문에, 이 수용체를 억제하면 자꾸 입이 마르거나 요의는 느껴지는데 정작 소변은 나오지 않는 증상, 변비 등의 증상이 나타납니다. 또 그다음 날 멍할 수도 있고, 약이 길게 작용해서 계속 졸음이 오는 경우도 있지요.

항히스타민제는 감기약, 수면제 등과 함께 복용해서는 안 됩니다. 디펜히드라민 성분과 독시라민 성분을 같이 복용해서도 안 됩니다. 이미 의사가 처방한 감기약, 혹은 약국에서 구하는 감기약에 대부분 항히스타민제가 포함되어 있기에 수면 장애 목적으로 먹는 항히스타민까지 겹치면 너무 졸릴 수 있고 항콜린 작용이 강해질 수 있습니다.

또 당연한 말이지만 음주 전후에 복용하는 것도 금지되어 있어요. 잠이 오지 않는다고 술을 마신 뒤 수면유도제를 먹는 등의 행위는 금지입니다. 중추신경계에 작용하는 약물인 진정제, 수면제, 마취제 등을 술과 함께 복용하면 중추신경 억제 작용이 더욱 강하게 나타나 호흡 곤란, 저산소증 등과 같이 생명을 위협하는 부작용이 나타날 수 있습니다. 항우울제 등의 향정신성의약품은 절대 알코올과 함께 먹어서는 안 되는 약으로 꼽힙니다. 술과 함께 복용 시 약효가 증강되어 혈압이 높아지고 맥박이 빨라지며 발한, 어지럼증 등의 이상 증상이 나타날 수 있습니다. 또 뇌전증 발작 치료에 이용되는 항경련제의 경우 술을 함께 먹으면 약물 농도가 저하돼 약효가 떨어질 수 있으므로 복용 시 음주를 삼가야 합니다.

또한 안압이 높아갈 우려가 있으므로, 녹내장 환자는 수면유도제를 복용해서는 안 됩니다.

항히스타민제가 아닌 생약 성분의 수면유도제는 상대적으로 이런 부작용에서 자유로운 편입니다. 다만 생약 성분은 바로 효과가 나타나지 않고, 보통 일주일 정도 복용해야 그 효과가 나타납니다.

잠들기 힘들 때는
무슨 약이 좋을까

앞에서도 살펴본 것처럼 수면 장애로 병원에 오면 먼저 그 유형과 원인을 진단합니다. 수면 장애는 크게 잠들지 못하는 입면 장애와 푹 자지 못하는 유지 장애가 있지요. 그래서 처방도 수면 장애의 양상에 맞추어 합니다. 가령 자려고 누우면 눈이 말똥말똥해서 잠이 안 오는 입면 장애의 경우에는 빠르게 작용해서 수면을 개시하게 만드는 약을 쓰고, 자꾸 깨는 경우에는 길게 작용해서 중간에 깨지 않게 하는 약을 쓰는 식입니다.

일반적으로 수면 장애로 찾아가면 가장 흔하게 처방받는 약이 수면을 개시하게 만드는 약입니다. 처방 받는 약이라고 생각해서 낯설게 느낄 수도 있지만, 뉴스를 자주 보는 분들이라면 이 약의 성분명을 자주 들어보셨을 것입니다. 향정신성의약품으로 분류되는 졸피뎀zolpidem입니다. 영화에서도 종종 상대에게 약을 먹여 빠른 시간에 잠들게 하는 하얀 가루가 등장하지요. 이 하얀 가루가 바로 졸피뎀입니다.

졸피뎀 성분은 흔히 '스틸녹스'라는 이름으로 유통되는데, 같은 성분이라도 상표명이 다른 경우가 있습니다. 원래 약제의 상표 보호 기간이 지나면 다른 회사에서도 같은 성분의 약제를 출시할 수 있기 때문입니다. 이를 복제약generic drug이라고 합니다. 그래서 졸피뎀 성분으로 가장 유명한 상품은 스틸녹스이지만, 그 외에도 '산도스졸피뎀정', '졸피신정', '졸피드정', '졸피람정' 등의 이름으로도 유통됩니다.

졸피뎀 성분을 사용한 대표적인 약물인 스틸녹스는 하얀색인데 쪼개기 쉬운 타원형입니다. 증상에 따라 반 알로 나눠서 복용하기도 하지요. 졸피뎀은 작용 시간이 약 4~5시간으로 매우 짧으며 효과가 좋습니다. 그래서 졸피뎀과 관련된 문제가 많이 생깁니다. 향정신성의약품은 중추신경계에 작용하는 약물이기에 잘못 사용하거나 남용할 경우 신체에 위해를 가할 우려가 있습니다. 그래서 의사만 처방할 수 있고 한 번에 최대 28일까지만 처방하도록 제한할 만큼 남용을 막으려는 장치가 많습니다.

약의 남용은 당연히 위험하지만 과연 스틸녹스는 위험한 약일까요? 위험하다면 어느 정도로 위험할까요? 먼저 스틸녹스의 성분인 졸피뎀에 대해 알아보고 특징과 문제점을 짚어보겠습니다.

졸피뎀은 어떻게 작용할까

졸피뎀은 왜 짧게 작용하면서도 효과가 좋은 것일까요? 먼저 졸피뎀이 우리 몸에 어떻게 작용해서 잠들게 하는지 살펴보겠습니다.

뇌의 한가운데에 있는 뇌하수체에서는 다양한 신경전달물질이 만들어집니다. 도파민과 세로토닌이 바로 여기서 만들어지고 분비되지요. 그런 신경전달물질 중에서 신경을 안정화시키는 물질이 있는데 이를 감마-아미노뷰티르산γ-aminobutyric acid, 줄여서 가바GABA라고 합니다. 그리고 우리 몸의 세포에는 가바 수용체GABA receptor가 있어서 신경을 안정시켜주는 물질을 받아들여 그에 반응하도록 만듭니다.

가바 수용체는 알파 수용체, 베타 수용체, 감마 수용체라는 서브 유닛으로 구성되어 있습니다. 향정신성의약품 중에서도 항불안제는 알파, 베타, 감마 수용체에 동시에 작용하며 특히 감마 수

가바 수용체의 구조

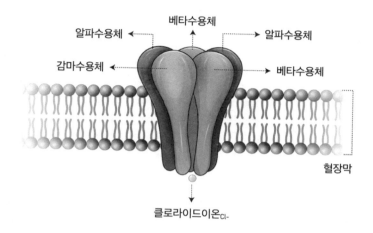

베타수용체

알파수용체 ◄ ┄ ┄ ┄ ─► 알파수용체

감마수용체 ◄ ┄ ┄ ┄ ─► 베타수용체

혈장막

클로라이드이온$_{Cl^-}$

용체 쪽에서 부작용이 발생할 위험이 있습니다. 다시 말해 장기 간 복용하면 인지 기능이 저하됩니다. 새로운 정보를 장기 기억 으로 저장하기 위해서는 뇌 안의 해마라고 하는 기관을 거쳐야 하는데 가바 수용체에서 문제가 발생하면 해마에 새로운 기억 이 저장되지 못하도록 막아 치매 발생에 영향을 주는 것으로 추 정됩니다.[2] '수면제를 먹으면 치매에 걸린다'라는 인식이 생겨난 원인이지요.

그런데 졸피뎀은 가바 수용체 중에서도 알파 수용체와 베타 수용체에만 선택적으로 작용하는 약물입니다. 이런 면에서 보면 안전한 약물이라고 할 수 있지요. 약효도 빨라 15분 이내에 잠들 수 있습니다. 그래서 첫 번째 수면 사이클에서 깊이 자고 금세 깨는 사람이 많습니다. 앞에서 수면의 메커니즘을 소개하며 수면의 첫 번째 사이클이 가장 중요하다고 말했는데, 이 첫 번째 수면 사이클 동안 푹 잘 수 있게 해주는 약인 것이지요.

졸피뎀의 부작용은 없을까

졸피뎀이 안전하다고 하는데 왜 식품의약품안전처는 처방에 제한을 두고 환자들도 처방을 꺼릴까요? 역설적이지만 이 약이 너무 잘 듣기 때문입니다.

실제로 졸피뎀을 복용한 사람들 사이에서는 밤에 깨서 몽유병 환자처럼 다닌다, 이상한 행동을 한다, 마치 술 취한 사람처럼 행동한다는 등의 이야기가 괴담처럼 떠돕니다. 진료실을 찾아온 환자 중에는 졸피뎀을 복용하고 가수면 상태에서 냉장고에 있는 음식을 미친 듯이 먹었다고 하는 경우도 있었습니다. 또 어떤 환자는 집에서 잠을 자다가 깨어보니 호텔이었는데, 어떻게 밤에 자다가 호텔에 왔는지 전혀 기억이 안 난다고 했습니다. 이처럼 약에 취해 있는 동안 무슨 일을 했는지 떠오르지 않는 단기 기억

상실이 오는 경우가 있습니다. 하지만 이 모든 사례는 매우 드물게 일어나는 부작용입니다.

졸피뎀은 복용 사례도 많기 때문에 장기간 만성적으로 썼을 때의 연구가 활발하게 이루어지고 있어요. 아직까지는 인지 기능 저하, 즉 치매를 유발한다는 강력한 근거의 논문은 발표되지 않았습니다. 하지만 졸피뎀 복용 후에 머리가 아프거나, 아침에 깨어났을 때 멍한 상태로 하루를 시작할 수 있어요. 또 졸피뎀이 짧게 작용하는 약이라고는 하지만 사람마다 개인차가 있어서 약효가 오래 가는 경우도 있습니다.

악성 수면 장애의 경우에는 일단 억지로라도 잠들게 만들어서 생체 리듬을 맞추어야 하기에 졸피뎀이 꼭 필요한 경우도 있습니다. 하지만 심각한 수면 장애가 아니라면 졸피뎀은 꼭 필요할 때만 사용하고 수면을 개선하는 다른 방법을 먼저 시도해보기를 권합니다. 혹은 졸피뎀을 복용하면서 수면을 개선하는 행동 변화도 함께 시도해 습관을 바꾸어야 합니다. 효과가 좋고 빠르기 때문에 바로 불면이 해결됐다고 느낄 수 있지만, 약에만 의존하면 약효가 끝났을 때 다시 잠들 수 없는 경우도 많기 때문입니다.

자다가 자주 깰 때는
무슨 약이 좋을까

잠드는 데는 큰 문제가 없지만 자는 도중에 자꾸 깨거나 새벽 일찍 깨는 경우에는 졸피뎀을 쓰지 않습니다. 졸피뎀 성분은 금방 작용하고 사라져버리기 때문에 수면 유지에 문제가 있는 경우에는 약효가 떨어지면 바로 깨버리기 때문입니다. 따라서 이때는 수면을 유지시켜주는 약제가 필요하고, 이때 처방하는 대표적인 약물이 벤조디아제핀benzodiazepine 성분의 항불안제입니다. 혹은 세로토닌을 증가시키는 항우울제를 쓰기도 하지요. 이런 처방을 받으면 '잠을 못 잔다고 했는데 왜 수면제가 아니라 항불안제와 항우울제를 주지?' 하며 놀라는 분도 많지만, 수면 장애에 빈

번하게 처방되는 약입니다. 여기서는 먼저 항불안제, 즉 신경안
정제를 살펴보도록 하겠습니다.

불안을 가라앉히는 벤조디아제핀

벤조디아제핀은 벤젠benzene과 디아제핀diazepine이라는 화학
구조가 결합한 아민 계열(질소가 하나 이상이 포함된 유기화학물)의
신경안정제입니다. 앞서 졸피뎀은 가바 수용체 중에서도 알파,
베타 유닛에만 작용하는 약물이라고 설명했지요. 그런데 벤조디
아제핀은 알파, 베타, 감마까지 수용체의 모든 서브 유닛에 작용
합니다. 그만큼 불안을 억제하고 경련을 치료하는 강력한 향정신
의약품이라는 의미입니다.

벤젠과 디아제핀이 결합한 구조를 지니고 있으면 벤조디아제
핀이라고 부르기 때문에 실제로 벤조디아제핀 계열의 성분은 더
다양합니다. 약으로 구분하는 주요한 기준은 작용 시간과 반감기
입니다.

신경안정제 중에도 졸피뎀 성분의 스틸녹스처럼 10분 정도로
단기간에 짧게 작용short-acting하고 사라지는 약이 있습니다. '할
시온' 혹은 '졸민'이라는 상표명으로 익숙한 트리아졸람triazolam

벤조디아제핀의 종류와 특성

작용 시간(반감기)	종류	특성 및 활용
단시간 작용 (2~15시간)	트리아졸람(2~3시간) 알프라졸람(10~15시간)	반감기가 짧아 입면 장애에 유용
중간 단계 작용 (8~30시간)	로라제팜	간을 거치지 않고 대사하므로 간 기능 장애 시 사용
장시간 작용 (30~100시간)	디아제팜 클로나제팜	반감기가 길어 아침에 멍한 증상이 있는 경우 약의 용량을 줄이거나 사용횟수를 줄여 사용

성분입니다. 이 약물은 신경안정제이지만 효과가 빠르게 나타나기에 입면을 하게 만드는 목적으로 쓰입니다. 졸피뎀과 마찬가지로 효과가 너무 좋기 때문에 이 약물 역시 장기간 처방을 할 수 없고, 심지어 의사가 한 번에 처방할 수 있는 기간은 졸피뎀보다도 더 짧습니다. 졸피뎀은 한번에 최대 28일까지 처방 가능한 반면, 트리아졸람 성분은 21일까지만 처방할 수 있습니다. 작용 시간이 짧을수록 의존성이 강하고 장기간 복용했을 때 부작용이 커서 투약 일수를 제한하는 것입니다.

흔히 공황장애가 있을 때 처방하는 약으로는 '자낙스'가 있습니다. 알프라졸람alprazolam이라는 성분으로 만든 약인데, 짧게는

30분 이내에 작용하고 길어야 10시간 이내, 실제로 작용하는 시간은 서너 시간에 불과합니다. 트리아졸람과 알프라졸람 성분의 약은 짧은 시간에 작용하고 사라지기 때문에 다음 날 아침에 일어나도 멍하지 않게 해주는 장점이 있습니다. 작용 시간이 짧은 약을 쓰는 이유가 바로 이 때문입니다.

중간 단계intermediate-acting로 반감기가 8시간에서 30시간 정도 되는 약이 있습니다. 깊은 잠을 자게 할 때 처방하는 약으로, '아티반'이 대표적입니다. 로라제팜lorazepam 성분으로 만들었지요.

마지막으로 길게 작용long-acting해서 자는 도중에 깨지 않게 만드는 약이 있습니다. 반감기가 30~100시간 정도입니다. 물론 여기서 30~100시간이라고 하는 것은 약효가 다 떨어지기까지의 시간을 말하기 때문에 실제 약이 작용하여 수면을 유지하는 시간은 6~8시간 정도입니다. 수면을 30시간까지 길게 만들지 않아요. 그러나 실제로 약이 작용하는 시간 혹은 반감기는 개인차가 커서 약을 써보기 전까지는 알 수 없습니다. 반감기와 작용 시간이 짧은 졸피뎀이나 할시온 같은 약을 복용해도 아침에 잘 못 일어나거나 깨고 나서도 멍한 느낌을 받는 사람이 있는 반면, 작용 시간이 긴 약을 사용해도 중간에 깨는 사람도 있습니다.

저도 환자들에게 자주 처방하는 약 중에 '리보트릴'이라는 약이 있습니다. 이 약은 클로나제팜clonazepam 성분인데 처방전에는 '항경련제'라고 나옵니다. 항경련제는 뇌의 과도한 흥분 작용을 억제해 뇌전증(간질이라고도 합니다)에 의한 발작을 예방하고 조절하는 데 사용하는 약물입니다. 근육이 별다른 이유 없이 갑자기 수축하거나 떨리는 경우에 처방하지요. 그래서 '잠을 못 잔다고 했는데 왜 이 약을 처방했을까' 하는 의문이 들 수 있어요. 그런데 이 약은 수면을 돕는 데도 쓰여서 자주 처방됩니다. 한 알을 먹으면 약효가 길어서 다음 날 못 일어나기도 하니까 보통 반 알로 시작합니다. '바리움'이라는 상표로 많이 유통되는 디아제팜diazepam 성분의 약이 항경련 작용을 하면서 몸속에서 가장 오랫동안 작용합니다.

이처럼 같은 항불안제라도 개인의 수면 패턴에 따라 입면이 어려운지, 유지가 어려운지, 얼마나 오래 잠들기 원하는지에 따라 달리 처방합니다.

치매를 부르는 신경안정제

벤조디아제핀은 효과가 강력한 만큼 장기 복용할 때 일어나는 문제도 무시할 수 없습니다. 짧은 기간만 사용하면 괜찮다고 생각할 수도 있지만 짧게 쓰는 경우에는 약물에 의한 신경억제 작용이 급격하게 떨어지기 때문에 아침에 리바운드(반동) 현상이 일어나 갑자기 불안해지거나 폭력성을 띨 수 있습니다. 또 아침에 머리가 몽롱하고 맑지 않은 현상이 빈번하게 일어납니다. 일상적으로는 '졸리다'라고 표현하는 이 기면 상태drowsiness는 생각보다 많은 문제를 초래합니다. 많은 사람들이 수면제 복용을 꺼리는 이유가 바로 이 때문입니다. 복용한 다음 날 아침에 약 기운으로 인해 깨어나야 할 때 못 깨어나니까요.

또 장기간 복용할 때의 문제도 무시할 수 없습니다. 특히 65세 이상의 노년층은 수면 호르몬이나 부신 호르몬 문제로 계속해서 잠을 제대로 청하지 못하기 때문에 장기간 신경안정제에 의존하는 경우가 많습니다. 그런데 벤조디아제핀은 인지 장애, 즉 치매를 일으킬 위험이 높은 약물입니다.

2015년에 발표된 벤조디아제핀과 치매dementia의 연관관계를 밝힌 메타 분석에 따르면 벤조디아제핀은 장기 사용했을 때 치매의 위험도를 1.55배 증가시킨다고 합니다. 메타 분석이란 같은 주제로 연구한 기존의 모든 연구 문헌을 조사하는 방법입니다. 같은 치료 방법이라도 임상 연구마다 다른 결론이 나올 수 있기 때문에 여러 임상 연구를 통합적으로 분석하는 것이지요. 메타 분석 자료를 이용하면 보다 일반화된 효과를 알 수 있다는 장점이 있습니다. 따라서 앞으로 수면제의 효과나 위험성 등을

벤조디아제핀의 장기 사용과 치매의 연관관계를 밝힌 메타 분석

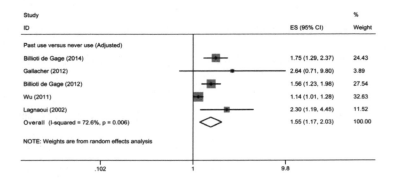

Study ID		ES (95% CI)	% Weight
Past use versus never use (Adjusted)			
Billioti de Gage (2014)		1.75 (1.29, 2.37)	24.43
Gallacher (2012)		2.64 (0.71, 9.80)	3.89
Billioti de Gage (2012)		1.56 (1.23, 1.98)	27.54
Wu (2011)		1.14 (1.01, 1.28)	32.63
Lagnaoui (2002)		2.30 (1.19, 4.45)	11.52
Overall (I-squared = 72.6%, p = 0.006)		1.55 (1.17, 2.03)	100.00

NOTE: Weights are from random effects analysis

.102   1   9.8

살피면서 메타분석 자료를 몇 번 더 인용하게 될 것입니다.

이 메타 분석 연구에서는 2002년과 2014년 사이에 발표된 임상 연구 다섯 건을 분석했습니다. 그랬더니 수면제를 한 번도 사용하지 않았던 집단에 비해 과거에 벤조디아제핀 계열의 약을 사용했던 집단에서 알츠하이머 발병 위험도가 1.55배가 더 높다는 사실이 밝혀졌습니다.[3]

메타 분석 그래프는 앞으로 몇 번 더 나올 예정이니, 여기서 메타 분석 그래프 읽는 법을 소개하겠습니다. 그래프에서 왼쪽의 목록은 발표한 논문의 저자명입니다. 즉 이 주제에 관한 논문 다섯 편을 분석한 것이지요. 한가운데 수직선은 위험도 1.0을 나누는 기준입니다. 각 연구 논문에서 치매의 위험도가 1보다 높으면 가운데 선을 기준으로 우측에 평균(네모)과 편차(선)를 그립니다. 예를 들면 첫 번째 연구에서는 위험도가 1.75배, 표준편차는 1.29에서 2.37이라는 의미입니다. 가장 오른쪽의 수치는 각 연구의 대상자 수 등을 고려했을 때 가중치를 의미합니다.

이렇게 설명하면 복잡하게 들리지요. 간단하게 말하면 가운데 선을 중심으로 각 연구 결과를 정리한 선이 왼쪽으로 쏠려 있으면 음의 방향(감소)으로, 오른쪽으로 쏠려 있으면 양의 방향(증가)으로 효과가 있다는 의미입니다. 가운데 선을 기준으로 왼쪽과 오른쪽 모두에 고르게 퍼져 있으면 어떤 연구에서는 효과가 있고 어떤 연구에서는 효과가 없었다는 의미이니 좀 더 자세히 살필 필요가 있습니다.

다만 이런 연구에 대한 반론도 있습니다. 여기서 분석한 다섯 가지 연구 모두 단면 연구이다 보니 한계가 있다는 것입니다. 단면 연구는 한 시기에 모은 데이터 간의 상관관계를 보는 연구다 보니 무엇이 원인이고 무엇이 결과인지, 결과에 다른 요인들이 작용했는지 등을 정밀하게 분석할 수 없다는 단점이 있습니다. 즉 오랜 시간에 걸쳐 항불안제를 사용했기 때문에 치매가 발병한 것이 아니라, 치매가 발병한 노인 집단이 원래 우울이나 불안, 불면 등의 여러 이유로 항불안제를 더 사용했다고도 결론 내릴 수 있는 것입니다.

이런 단면 연구의 한계를 극복하려면 똑같은 조건에서 한쪽 군은 항불안제를 복용하게 하고, 한쪽 군은 위약(플라시보)을 각각 약 10년간 복용하게 한 후 항불안제를 장기간 복용한 집단에서 치매가 더 발생했음을 증명하면 됩니다. 이를 무작위 배정 임상 연구randomized-controlled clinical trials, RCTs라 하는데, 현실적으로 이런 연구는 설계할 수 없습니다. 연구 대상이 사람이기 때문입니다. 사람에게 치매 증상이 나타나기를 기다리며 장기간 인위적으로 항불안제를 복용하게 할 수도 없고 위약을 복용하게 하는 것은 더욱이 불가능합니다.

그렇기에 이런 단면 연구의 한계를 극복하기 위해 좀 더 많은 인구 집단을 장기간 관찰하는 코호트 연구cohort study가 필요합니다. 실제로 이러한 데이터의 필요를 느낀 연구팀이 2020년 캐나다인을 대상으로 수행한 연구 결과가 있습니다. 이 연구에서는 지역사회와 시설에 거주하는 65세 노인 10,263명을 10년간 관찰했는데, 이 기간 중에 5,281명의 치매 환자와 4,187명의 경도 인지 장애(치매는 아니어도 객관적으로 기억력과 인지 기능이 떨어진 경우) 환자가 발생했습니다. 콕스Cox 비례 위험 모델을 적용해서(대상자가 연구가 진행되는 동안 탈락, 즉 사망하는 경우를 고려한 생존 분석) 분석한 결과, 벤조디아제핀 복용이 치매에는 통계상으로 의미 있는 위험은 되지 않았고, 다만 경도 인지 장애의 발생에는 1.36배 정도의 위험요인으로 작용했다고 합니다.[4]

어렵게 느껴지는 관련 연구를 이렇게 자세히 소개하는 데는 이유가 있습니다. 다소 논란의 여지가 있지만 벤조디아제핀은 제대로 설계된 연구에서도 경도 인지 장애를 불러일으킬 수 있다는 연구 결과가 분명히 존재하기 때문입니다. 따라서 벤조디아제핀을 장기적으로 복용하는 일은 가급적 피하고 의사와의 상담을 통해 적절히 조절하기를 권합니다.

불면 치료에
항우울제를 처방하는 이유

불면 증상 때문에 신경정신과를 찾아가면 수면제나 항불안제보다 오히려 더 자주 처방받는 약물이 바로 항우울제입니다. 실제로 만성적인 불면증에는 우울증이 동반되는 경우가 많고 장기적으로 사용할 때 인지 기능이 저하될 위험이 있는 벤조디아제핀 계열의 항불안제보다 상대적으로 부작용이 적기 때문입니다.

항우울제는 우울증 치료 외에도 수면 장애를 치료하는 데 도움이 됩니다. 첫 번째로, 일부 항우울제는 항히스타민 작용을 해서 졸음을 유발시킵니다. 두 번째로, 항우울제의 핵심 기전은 신경전달물질인 세로토닌을 증가시키는 것인데, 이 세로토닌은 몸속에서 멜라토닌으로 전환되어 수면에 실질적으로 도움이 되기 때문입니다. 현대 신경정신의학은 세로토닌 같은 신경전달물질의 발견과 더불어 이 기전을 조절할 수 있는 약물이 개발되면서 비약적인 발전을 이루었다고 할 수 있습니다.

여기서는 흔히 처방되는 항우울제를 전체적으로 살펴보면서 어떤 약이 불면에 도움이 되고 어떤 약은 불면에 도움이 되지 않는지를 알아보겠습니다. 모든 항우울제가 수면 장애에 직접적인 도움이 되지는 않지만 항우울제의 전체적인 기전과 특징을 알면 복용 중인 약물을 이해하고 불면뿐만 아니라 정신 건강을 증진시키는 데도 도움이 될 것입니다.

불면 치료에 사용하는 '행복해지는 약'

불면 치료를 목적으로 하는 대표적인 항우울제는 삼환계 항우울제tricyclic antidepressant, TCA입니다. 삼환계란 이 약물의 화학 구조가 세 개의 고리 모양의 벤젠 구조로 이루어져 있어서 붙은 이름입니다. 일반적으로 나이 드신 분이 불면과 말초신경염 등에 시달릴 때 주로 처방하는 약입니다. 아미트리프틸린amitriptyline 성분으로 노란색을 띠는 '에트라빌' 혹은 '에나폰'이 대표적입니다. 이미프라민imipramine이나 클로미프라민clomipramine 성분도 이에 속합니다. 참고로 2018년 〈랜싯Lancet〉에 영국 연구팀이 21개 항우울증제의 효과를 비교 분석한 메타 분석 결과를 발표했는데, 이에 따르면 아미트리프틸린이 위약보다 2.13배 효과가 높아 다른 항우울제보다 도움이 되는 것으로 나타났습니다.[5]

삼환계 항우울제는 1950년대부터 사용되었는데 지금은 더 좋은 약이 많이 나와 있기에 우울증 치료 목적보다는 삼차신경통, 대상포진 후 신경통 등 주로 신경병 치료에 많이 사용됩니다. 하지만 수면 장애 치료 목적으로 여전히 가장 많이 처방되는 항우울제입니다. 대표적 부작용인 진정 작용(졸림)을 이용한 것이지요. 다만 입이 마르거나 기능성 방광, 변비가 동반되는 항콜린 작용도 나타납니다.

하지만 항우울제 하면 가장 먼저 떠오르는 약은 보통 세로토닌 합성 및 작용에 관여하는 약입니다. 세로토닌은 언론에서 자주 '행복 호르몬'이라고 부르는데, 실제로는 호르몬이 아니라 신경전달물질입니다. 통상 호르몬은 호르몬 조직(갑상샘, 부신, 난소고환 등 성선)에서 분비되는 반면, 세로토닌이나 도파민 같은 신경전달물질은 주로 뇌에서 분비되고 작용합니다. 참고로 세로토닌은 뇌뿐 아니라 장에도 풍부하게 존재하며 뇌와 장을 연결하는 중요한 물질입니다.

가장 먼저 개발된 세로토닌 계열 항우울제는 1960년대 이탈리아에서 합성된 트라조돈trazodone 성분입니다. 실제로는 1980년대부터 사용하기 시작했으며, '트리티코'라는 상품명으로 많이 유통됩니다. 세로토닌 길항제 및 재흡수 억제제serotonin antagonist reuptake inhibitors, SARI라고 해서 세로토닌 수용체에 직접 작용하여 세로토닌 합성을 증가시키는 약제인데, 항우울 효과 못지않게 항불안에도 효과가 좋습니다. 항히스타민 작용을 하는 약이기에 대표적인 부작용인 졸림을 이용해 불면증 치료 목적으로 가장 먼저 사용하는 약제입니다. 저 역시도 환자들이 가벼운 우울증과 불면증을 함께 앓는 경우 상대적으로 안전한 트라조돈 성분의 약제를 수면 장애 치료제로 처방하기도 합니다. 다만 이 과정에서 항콜린 작용이 나타나기 때문에 앞서 설명한 입마름, 구역질, 어지러움, 변비 등의 부작용이 나타날 우려가 있습니다.

1988년대에는 선택적 세로토닌 재흡수 억제제selective serotonin reuptake inhibitor, SSRI라고 하는 약물이 등장합니다. 이 약물은 앞서 살펴본 트라조돈같이 세로토닌을 직접 분비시키는 길항제(특정 물질을 직접적으로 분비하게 만드는 약)는 아닙니다. 세로토닌은 우리 뇌에서 뉴런이 분포하는 시냅스라는 공간에 분비되었다가 흡수되는데, SSRI는 세로토닌이 흡수되어 사라지지 않도록 막는 역할을 합니다. 결과적으로 세로토닌이 시냅스 안에 더 많이 머물도록 만들지요. 그래서 '선택적 세로토닌 재흡수 억제제'라는 긴 이름이 붙었습니다.

SSRI의 대표적인 약제가 플루옥세틴fluoxetine 성분입니다. 미국 굴지의 제약회사인 일라이릴리Eli Lilly사가 1988년에 출시한 약인데 프로작Prozac이라고 부릅니다. 아마 이 약의 이름을 다들 한번쯤은 들어보셨을 것입니다. 한국으로 들어오면서 정식 상표명은 '푸로작'이 되었지요.

당대에 이 약이 가져온 사회적 반향은 대단했습니다. 푸로작이 등장하기 이전까지 우울증을 치료한다고 하면 자살 충동을 느낄 정도로 심각한 중증 정신질환을 치료한다는 의미였습니다. 그래서 정신과에 가는 일을 다들 꺼렸지요. 그런데 푸로작은 신경정신과 약의 대표적인 문제인 항콜린 작용(입마름, 변비 및 방광 기능 저하 등)이 적었습니다. 그래서 푸로작은 단순히 우울을 해소하는 수준을 넘어 인생을 행복하게 만드는 '해피드러그happy drug'로 받아들여지며 경증 우울증 환자들도 정신과 진료나 약물 처방에 거리낌이 없어졌습니다.

2011년 기준으로 푸로작은 모든 정신과 약물 중에 가장 많이 처방된 약으로 꼽힙니다. 미국에서만 한 해에 2억 6,400만 건이 처방될 정도였습니다. 지금도 항우울제 중에 처방 빈도로는 다섯 손가락 안에 드는데, 스트레스성 폭식에도 효과가 좋아 다이어트

약으로도 사용될 정도입니다. 다만 진정 작용은 없어 불면증에는 도움이 되지 않고, SSRI 계열 약제의 공통적인 부작용인 성욕 저하 증상이 나타나기도 합니다. 또 식욕 부진, 메스꺼움 같은 소화기관의 불편감, 수면 장애도 주요 부작용입니다. 온몸이 경직되면서 통증을 느끼는 세로토닌 증후군이 나타날 수도 있습니다. 다른 유명한 SSRI로 설트랄린sertraline 성분의 '졸로푸트'가 있습니다. 보통 강박 장애의 치료제로 많이 사용되는데, 플루옥세틴 성분과 마찬가지로 수면 장애에는 크게 도움이 되지 않습니다.

물론 SSRI 중에서도 불면에 도움이 되는 약들이 있습니다. 에스시탈로프람escitalopram 성분의 '렉사프로'와 파록세틴paroxetine 성분의 '세로자트' 등이 대표적이지요. 참고로 렉사프로는 공황 장애를 겪는 환자들에게 대표적으로 처방되는 SSRI입니다. SSRI 중에서 가장 효과가 좋고 부작용이 적어서 자주 사용됩니다.

최근에는 우울증을 치료할 때 한 가지뿐만 아니라 여러 신경 전달물질의 재흡수를 동시에 억제하는 복합제가 많이 이용되고 있습니다. 세로토닌과 노르에피네프린의 재흡수를 동시에 차단해 우울감과 무력감을 해결하는 세로토닌 노르에피네프린 재흡수 차단제serotonin-norepinephrine reuptake inhibitor, SNRI 계열의 약제나, 도파민과 노르에피네프린 재흡수를 동시에 차단해 우울증이나 집중력 저하 등을 개선하는 노르에피네프린 도파민 재흡수 차단제norepinephrine-dopamine reuptake inhibitor, NDRI 계열의 약제가 대표적입니다. SNRI의 대표적인 약제로는 '팍실'이나 '이펙사' 등의 상표명으로 알려진 벤라팍신venlafaxine 성분이 있으며, DNRI의 대표적인 약제로는 '웰부트린'이라는 상표명으로 알려진 부프로피온bupropion 성분이 있습니다. 그러나 이들 복합제는 불면 치료에는 크게 도움이 되지 않고 오히려 수면을 방해하므로 아침에 복용해야 합니다.

항우울제 중 불면 치료에 크게 도움을 주는 약제로는 '레메론정'이라는 상품명으로 잘 알려진 미르타자핀mitrazepine 성분이 있습니다. 레메론의 기전은 앞에서 살펴본 약제들과는 조금 다릅니다. 이 약은 세로토닌 수용체 중에서도 '5HT2A'라고 하는 특정한 수용체만 선택적으로 길항시킵니다. 그래서 노르에피네프린 및 특정 세로토닌 길항제noradrenergic and specific serotonergic antidepressant, NaSSA라고 하는데, 이 기전 덕분에 메스꺼움 같은 SSRI의 대표적인 부작용은 없으면서 졸림 효과를 유발하여 불면증 치료제로도 사용합니다. 특히 신경안정제나 수면제 등으로도 잘 개선되지 않는 심한 수면 장애에 유독 잘 듣는 편입니다. 다만 식욕이 증가하는 부작용이 있어서 체중 관리가 필요합니다. 졸피뎀 성분의 수면제나 클로나제팜 성분 혹은 같은 신경안정제, 혹은 트라조돈 같은 항우울제도 듣지 않을 때 이 미르타자핀 성분의 레메론을 처방합니다. 그만큼 진정 효과가 매우 뛰어나지요.

　이외에도 2010년대에 나온 신약 중에 보티옥세틴vortioxetine 성분의 '브린텔릭스'나 '보세틴', 그리고 아고멜라틴agomelatine 성분의 '아고틴' 같은 약제들은 기존의 SSRI 부작용이 덜하면서 수면 장애에도 수면 장애에 도움을 줍니다. 보티옥세틴은 세로토닌을, 아고멜라틴은 멜라토닌 분비를 촉진하는 식으로 작용합니다. 기존에 복용 중이던 항우울제가 수면 장애 치료에 도움이 되지 않거나 부작용이 심했다면 바꾸어 사용해볼 수 있는 약입니다. 특히 보티옥세틴 성분은 인지 기능을 개선하는 효과도 있기 때문에 나이 드신 분들이 잠을 못 잘 뿐 아니라 우울과 불안, 인지 저하가 동시에 있을 때 사용해보면 좋습니다. 비교적 안전하며 효과가 좋아 최근 신경정신과에서 가장 많이 처방하고 있는 약제이기도 합니다. 다만 부작용으로 식은땀, 가슴 두근거림, 가위 눌림이 동반되면서 악몽을 꾸는 자율신경 증상이 나타날 수 있으니 잘 관찰할 필요가 있습니다.

　현재까지 국내에서 허가된 항우울제를 기전별로 정리해봤습니다. 항우울제는 작용 기전에 따라 효과와 부작용도 모두 다릅니다. 성분명과 상품명 옆에 * 표시된 것이 부작용으로 진정 작용, 즉 졸림 증상이 있기 때문에 수면 개선의 목적으로 사용되는 항우울제입니다. 이미 항우울제를 복용 중이었다면 복용 중인 약

항우울제의 종류

분류	특징	성분명(브랜드명)	부작용
삼환계 항우울제TCA	노르에피네프린, 세로토닌 재흡수 차단 히스타민 수용체, 무스카린 및 아세트콜린 등 콜린 수용체 차단 등으로 졸음을 유발하여 불면에 도움	아미트리프탈린(에트라빌)* 클로미프라민* 이미프라민*	입마름, 변비 등 항콜린성 작용(특히 아미트리프탈린), 기립성 저혈압, 심장 독성, 성기능 장애, 장기복용 체중 증가
세로토닌 길항제 및 재흡수 억제제SARI	세로토닌 분비를 촉진하여 수면 촉진 및 수면구조 개선	트라조돈(트리티코)*	진정, 지속발기증
선택적 세로토닌 수용체 차단제SSRI	대표적인 세로토닌계 약제로 선택적으로 세로토닌만 증진, 약제에 따라 졸림을 유발하여 불면에 도움이 됨	플루오세틴(푸로작) 에스시탈로프람(렉사프로)* 파록세틴(세로자트)* 설트랄린(졸로푸트)	식욕부진, 불면, 성기능장애, 장기복용 시는 체중 증가 (푸로작은 스트레스성 폭식 감소로 체중 감소 효과), 소화기계 불편감, 세로토닌 증후군 등
세로토닌 노르에피네프린 재흡수 차단제SNRI	세로토닌과 노르에피네프린에 모두 작용, SSRI보다 다소 강력, 둘록세틴은 당뇨성신경통이나 만성 통증에도 완화 효과	벤라팍신(이펙사, 팍실)	SSRI와 비슷한 부작용, 고용량에서 고혈압 위험
노르에피네프린 및 도파민 재흡수 차단제NDRI	노르에피네프린과 도파민의 재흡수 억제를 통해 무기력감 및 우울증 호전, 금연보조 치료제로도 사용	부프로피온(웰부트린)	식욕부진, 불면(성기능장애는 완화시킴)

분류	특징	성분명(브랜드명)	부작용
노르에피네프린 및 세로토닌 길항제_{NaSSA}	세로토닌 촉진을 통한 항우울 작용과 항히스타민 작용을 통한 진정 및 수면 촉진	미르타자핀(레메론)*	항콜린 작용(입마름, 구역 등), 졸림, 체중증가, 성기능 장애는 없음
세로토닌 조절제	세로토닌 조절을 통한 우울 개선 및 수면 촉진, 인지 기능 개선	보티옥세틴(브린텔릭스)*	구역, 설사, 변비, 구토, 식욕 감소, 비정상적 꿈
멜라토닌 길항제	멜라토닌 분비 촉진을 통한 수면 촉진, 일주기 리듬의 재동기화	아고멜라틴(아고틴)*	두통, 구역감, 어지러움 등

* 표시는 수면 장애 개선 목적으로 사용하는 항우울제.

이 어떤 약이고 부작용은 무엇인지 파악하는 데 도움이 될 것입니다.

도파민이 수면에 미치는 효과

세로토닌뿐만 아니라 도파민 역시도 수면에 영향을 미칩니다. 도파민이 부족하면 근육 강직 등 운동 장애가 나타나는 파킨슨병이나 주의력결핍 과잉행동장애attention deficit hyperactivity disorder, ADHD가 나타날 수 있습니다. 반대로 도파민이 너무 과하면 충동 장애나 마약, 성관계 등에 대한 중독 성향이 강해집니다. 조현병이나 조증도 이 도파민이 과하게 작용할 때 생기는 대표적인 정신질환입니다. 즉 도파민은 뇌 신경세포 사이에 흥분을 전달하는 신경전달물질이면서 뇌 기능에 크게 영향을 미칩니다. 도파민은 수면과 어떤 방식으로 연관되어 있을까요?

수면을 방해하는 질병 중에 대표적인 증상으로 하지불안 증후군이 있습니다. 하지불안 증후군은 불면을 일으키는 대표적인 질환으로, 상당수의 사람들이 경험하는 고통이고 낫기도 쉽지 않아요. 간단히 말하면 다리가 아파서 잠을 못 자는 증상인데 도파민이 부족할 때 일어납니다. 뇌 내 도파민 분비량이 적으면 다리의 혈관이 수축하고 결과적으로 혈액순환에 장애가 생깁니다. 참고로 도파민을 합성하는 과정에는 철분이 필요한데 그래서 철분을 보충하면 다리 통증이 나아지고 수면이 개선되는 경우도 있습니다.

다리가 계속 저리고 아파서 잠들지 못하고 있다면 도파민이 도움이 됩니다. 특히 로피니롤ropinirole 성분의 '리큅정' 같은 약을 사용하면 도파민 수용체를 자극함으로써 다리 통증에도 도움을 주고 수면의 질을 높여줍니다. 우울증과 무력감도 나아집니다. 위와 같은 증상에 시달리고 있다면 아주 적은 용량을 사용해도 좋으니 의사와 상담해보고 처방을 받아보는 것도 도움이 됩니다. '미라펙스정'도 같은 목적으로 처방되는 낮은 용량의 도파민 제제입니다. 제 진료실을 찾아오시는 분 중에도 하지불안 증후군으로 잠을 못 이루는 경우가 종종 있습니다. 이런 경우 다른 수면제를 병용하지 않고 오로지 리큅정 0.25밀리그램만 처방해도 수면 장애가 사라집니다. 사람마다 잠을 못 자는 이유는 모두 다르고 그에 따른 처방도 매우 다양하다는 사실을 알 수 있지요.

항우울제의 부작용

항우울제를 복용하면 우울증과 수면 장애가 모두 개선되는 일석이조의 효과를 볼 수도 있지만 부작용을 무시할 수 없습니다. 부작용은 특히 장기 복용할 경우 더욱 크게 나타나지요. 앞에서도 소개했지만, 일부 항우울제는 성욕을 감소시키기도 합니다. 또 세로토닌 계열의 SSRI인 푸로작과 도파민 계열의 메틸페니데이트methylphenidate 성분의 '콘서타 오로스 서방정', 부프로피온 성분의 웰부트린 같은 약제를 제외하고는 대부분의 항우울제가 체중을 증가시키는 부작용이 있습니다.

또 세로토닌 계열의 약물은 일종의 알레르기 반응을 일으키기도 합니다. 앞에서도 잠깐 언급한 세로토닌 증후군이 이 경우인데, 꽤나 심각한 부작용에 속합니다. 세로토닌 수용체가 과다하게 활성화되어 온몸이 경직되면서 통증을 느끼는 이상 반응이지요. 그래서 초기에 약을 한꺼번에 많이 처방받지 말고 적은 양을 단기간으로 쓰면서 부작용을 방지하는 노력을 해야 합니다. 또 이런 부작용은 개인차가 크기 때문에 의사와 꾸준히 상담하며 안전하고 지속 가능한 방식으로 복용해야 합니다.

약물을 쓰지 않는
새로운 불면 치료법

수면 장애로 병원을 찾아가면 대체로 수면제나 항불안제, 항우울제를 처방받습니다. 그러나 최근 신경정신과 치료에서도 약을 사용하지 않는 수면 장애 치료법이 조금씩 확산되고 있습니다. 대학병원을 포함해 여러 수면 클리닉에서 경두개자기장자극술transcranial magnetic stimulation, TMS라 불리는 치료법이 시행되고 있지요. 저 역시 비교적 초창기에 이 치료법을 도입하여 지금까지도 많은 환자를 치료하고 있습니다.

경두개자기장자극술이란 말 그대로 머리 표면에서 자기장을 발생시켜서 두개골을 지나 뇌를 자극하는 치료입니다. 약물 치료가 세로토닌이나 도파민 같은 신경전달물질을 더 많이 분비하거나 재흡수를 막아 계속 기능하도록 만드는 방법이라면, 경두개자기장자극술은 뇌의 시냅스와 시냅스 간의 소통을 원활하게 만들어 신경전달물질의 효과를 더 강화시킵니다. 특히 여러 연구를 통해 경두개자기장자극술을 통한 우울증 치료가 효과적이라고 밝혀져[6] 우울증 치료에는 이미 널리 사용되고 있습니다. 국내 식품의약품안전처에서도 공식적으로 허가한 치료법이지요. 자기장을 통해 20~30분 정도 뇌를 자극하는 방법으로, 안전하면서도 부작용이 없는 대표적인 비약물 정신 치료입니다.

뇌의 시냅스를 자극하면 불면에도 도움이 될까

경두개자기장자극술은 수면 장애 치료에도 도움이 됩니다. 다만 우울증 치료와 달리 수면 장애 혹은 불안증을 치료할 때는 뇌를 각성시키기보다는 안정시키는 모드로 치료합니다. 자기장으로 자극하는 부위도 다르지요. 간단하게 말하자면 우울증을 치료할 때는 뇌의 좌측을 고강도 펄스로 치료하는 반면, 불면 및 불안증은 뇌의 우측을 지속적으로 약한 펄스로 치료하는 식입니다.

경두개자기장자극술의 항우울 작용이 가장 널리 알려진 자극

위치는 좌측 배외측 전두엽 피질dorsolateral prefrontal cortex, DLPFC 부위입니다. 경두개자기장자극을 좌측 배외측 전두엽 피질에 고강도로 가하면 혈류와 대사량이 증가하고 중뇌-변연계 신경 경로를 조절해 항우울 작용을 내는 것으로 알려져 있습니다.[7] 통상 3주 정도 경두개자기장자극술을 시행하면 우울증 증상이 상당히 개선됩니다.

경두개자기장자극술이 수면 장애 개선에 미치는 효과에 대한 연구를 잠시 살펴보겠습니다. 2019년 〈뇌와 행동Brain and Behavior〉이라는 저널에 실린 임상 연구에 따르면 총 32명의 불면 환자들이 참가하여 10일 동안 매일 우측 배외측 전두엽 부위에 저주파 경두개자기장자극술 치료를 받았습니다. 그 결과 피츠버그 수면의 질 지수Pittsburgh Sleep Quality Index, PSQI가 개선되었으며, 혈청에서 신경이 안정된 상태를 의미하는 뇌유래신경영양인자brain-derived neurotrophic factor, BDNF 및 가바의 농도가 높아졌음을 확인할 수 있었습니다.[8]

또한 2021년 〈수면 의학〉이라는 저널에 게재된 메타 분석에서는 총 28개의 임상 연구를 종합적으로 분석했습니다. 평균 연령 48.8세인 성인 참가자 2,375명을 대상으로 플라시보 TMS를 받은 집단과 실제 TMS를 받은 집단을 비교하여 수면 평가 지표의 개선 여부를 살펴봤는데 실제로 TMS를 받은 집단에서 통계

적으로 의미 있는 수면 개선 효과를 보였습니다. 이 과정에서 심각한 부작용은 보고되지 않았습니다.[9]

약물 치료가 두렵다면 새로운 치료법인 경두개자기장자극술을 시도해보는 것도 한 가지 방법입니다. 부작용의 염려도 없고 안전하며 효과적이지요. 특히 우울증과 불안증, 브레인포그(특별한 이유 없이 집중력 등 뇌 기능이 떨어지는 증상)이 동반될 때의 수면장애 치료법으로 고려해보면 좋습니다.

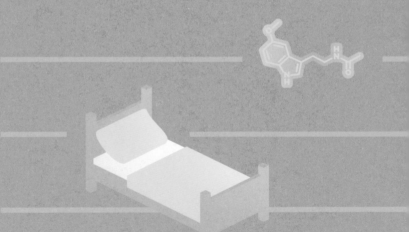

제3강

부족한
호르몬을 보충하라

호르몬 저하가
불면을 부른다

불면을 호르몬으로 치료한다는 개념 자체가 생소하신 분들도 많을 것입니다. 하지만 앞에서 설명했던 것처럼 수면 장애의 가장 크고 주요한 원인이 바로 나이 듦으로 인한 호르몬 변동입니다. 이런 경우에는 수면제만으로 해결하려고 하기보다는 체내에 부족한 호르몬을 채워주는 호르몬 치료를 적절히 병행하면 수면 장애가 호전됩니다.

호르몬은 갑상샘이나 고환 또는 난소 같은 내분비 조직에서 분비되어 특정한 효과를 내는 화학물질입니다. 여성호르몬인 에스트로겐, 남성호르몬인 테스토스테론, 갑상샘에서 분비되는 갑상샘 호르몬, 성장호르몬, 혈당을 조절하는 인슐린 등이 대표적입니다. 내분비 조직에서 분비된 호르몬은 혈액을 타고 우리 몸 전체를 순환하면서 표적 장기로 이동하지요. 표적 장기에는 호르몬과 결합하는 수용체가 있어서 이곳에서 호르몬과 수용체가 만나 그 효과를 냅니다. 호르몬이 분비되는 조직이 표적 장기가 되는 경우도 있고, 다른 곳이 표적 장기가 되는 경우도 있습니다.

우리 몸은 체내 호르몬이 일정 수준을 유지하게끔 자체적으로 분비량을 조절합니다. 그래서 특정한 호르몬이 많이 분비되거나 줄어들면 이를 보상하는 기전이 작동합니다. 어느 호르몬이 체내에 많아지면 분비량을 줄이고 적으면 분비량을 늘리는 식으로 조정을 하는 것이지요.

그런데 간혹 분비는 제대로 되는데 표적 장기에서 제대로 작용되지 않기도 합니다. 대표적인 경우가 혈당을 조절하는 호르몬인 인슐린에 대한 저항성, 포만감을 느끼게 해서 체중조절에 도움이 되는 렙틴 호르몬에 대한 저항성입니다. 해당 호르몬이 부족한 것이 아니라 분비도 잘 되고 혈중 농도도 높지만, 실제 그 호르몬이 제대로 작용하지 못하는 것입니다. 그래서 인슐린 저항성이 높아지면 당뇨가, 렙틴 호르몬에 문제가 생기면 비만이 생깁니다. 호르몬의 세계는 이렇게 단순하면서도 복잡하지요.

호르몬 중에는 수면에 영향을 미치는 호르몬도 있습니다. 그

것도 한두 가지 정도가 아니라 꽤 많은 호르몬이 우리의 생체 리듬과 수면에 관여합니다. 그렇다면 수면에 영향을 미치는 호르몬에는 어떤 것들이 있을까요?

먼저 우리에게 '멜라토닌 젤리' 같은 영양제로 익숙한 멜라토닌 호르몬이 있습니다. 멜라토닌은 흔히 '수면 호르몬'이라고 불릴 만큼 수면에 중요한 호르몬입니다. 스트레스 호르몬인 코르티솔도 우리의 생체 리듬을 조절하는 방식으로 수면에 큰 영향을 미칩니다. 갱년기로 인한 호르몬의 변화도 무시할 수 없습니다. 의외라고 생각하실 수도 있지만 성장호르몬 역시도 불면에 큰 영향을 미칩니다.

참고로 2장의 약물 치료에서 여러 번 언급한 세로토닌, 가바, 도파민 등은 '신경전달물질'이라고 불립니다. 뇌하수체에서 분비되는 일종의 아미노산이지요. 세로토닌을 언론에서는 흔히 '행복 호르몬'이라고 부르기 때문에 세로토닌 역시 호르몬이라고 생각하는 경우가 많지만 호르몬과 신경전달물질은 다릅니다. 앞의 약물 치료 부분에서 소개한 방식은 신경전달물질을 증가시키거나 억제시킴으로써 불면증이나 우울증, 불안증을 완화하는 방법입니다.

의사들이 처방하는 호르몬은 우리 몸에서 자연적으로 분비되는 호르몬과 같은 구조로 만든 합성 호르몬입니다. 때로는 동물의 호르몬 조직을 갈아서 만드는 천연 호르몬도 있습니다. 폐경기 여성들이 많이 사용하는 여성호르몬 중에 프레마린이라는 약물은 임신한 암말의 소변에서 추출한 에스트로겐을 혼합해 만든 제제입니다. 또 부신 호르몬으로 알려진 여러 강장제들은 돼지의 부신에서 추출한 성분이 함유되어 있습니다. 호르몬 치료법은 이러한 천연 또는 합성 호르몬을 통해 체내에 부족한 호르몬을 보충하는 치료법으로 약 처방과는 개념이 다릅니다. 인체에 원래 필요하지만 부족한 요소를 보충하는 처방이기에 약물보다 부작용도 적지요.

이 장에서는 이런 다양한 호르몬의 작용과 수면의 관계를 이해하고, 호르몬의 적절한 보충을 통해 효과적으로 수면 장애를 치료하는 방법에 대해 알아보겠습니다.

수면을 부르는 호르몬, 멜라토닌

수면과 관련해 가장 중요한 호르몬은 멜라토닌입니다. 멜라토닌이 호르몬이라는 사실을 몰라도 잠을 잘 자게 해준다는 말에 수면 영양제로 알고 구입하는 경우도 많습니다.

앞에서도 간략하게 설명했지만, 멜라토닌 호르몬은 우리 뇌의 정중앙에서 약간 아래에 있는 송과선 혹은 솔방울샘이라고 부르는 조직에서 분비됩니다. 사람뿐만 아니라 다른 동물이나 식물에게서도 이 멜라토닌이 분비되는데, 주된 역할은 광주기를 예측하는 것입니다. 즉 낮과 밤의 길이와 그에 관련된 체내 반응을 조절하는 호르몬이지요.

멜라토닌의 화학 구조

멜라토닌은 두 개의 벤젠 고리를 가진 세로토닌에 아세틸그룹 (OCH_3)이 추가되어 붙은 형태로, 세로토닌과 매우 밀접한 관계가 있습니다. 앞에서 항우울제의 기전을 살펴보며 수면 장애에 세로토닌을 처방하는 이유를 간략히 설명했는데, 이처럼 세로토닌을 재료로 멜라토닌이 합성되기 때문입니다.

멜라토닌은 저녁 8시 무렵부터 분비가 활성화됩니다. 해가 질 무렵 분비가 시작되고 특히 새벽 2~3시에 가장 많이 나오기 때문에 이 시간에는 무조건 잠을 자야 합니다. 그리고 아침이 되어 해가 뜨면 멜라토닌 수치가 감소하지요.

하루 중 분비량에도 변화가 있지만 나이에 따른 변화도 무시할 수 없습니다. 멜라토닌은 10대 중반에 가장 많이 분비됩니

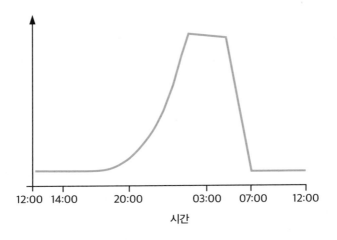

하루 중 멜라토닌 혈중 농도 변화

시간

다. 사춘기에 접어든 청소년은 성장호르몬과 성호르몬 분비량
이 치솟습니다. 그래서 우리 몸을 24시간 주기에 맞춰 움직이게
하는 일주기 리듬이 2시간 정도 지연되지요. 그 결과 잠을 유도
하는 호르몬인 멜라토닌 분비 시간도 늦어져 밤에 잠이 쏟아지
는 시간도 늦어집니다. 하지만 이는 자연스러운 발달 과정이고,
20대를 지나면서 조금씩 호르몬 분비량이 감소합니다. 성인이
되면 멜라토닌 분비 시간도 앞당겨져 일반적인 정상 수면 주기
로 돌아오지요. 이런 면에서는 노화의 수준을 알 수 있는 호르몬
이라고 할 수 있습니다. 멜라토닌 분비량은 40대만 되어도 10대

에 비해 90퍼센트가 감소하며, 60대가 되면 10대 때의 5퍼센트 밖에 분비되지 않습니다. 그러므로 나이가 들어서 수면에 문제가 생기면 가장 먼저 시도하는 방법이 멜라토닌 호르몬 보충 치료입니다. 멜라토닌은 수면을 개선해줄 뿐만 아니라 만성 염증에 대한 강력한 항산화, 항염증 작용을 함으로써 면역 기능과 인지 기능을 개선하고 치매나 자폐 개선에도 도움이 된다는 연구가 있습니다.[1]

실제로 미국을 비롯한 해외에서는 다양한 형태의 멜라토닌을 약국에서 쉽게 구입할 수 있습니다. 의사의 처방 없이 약국에서 쉽게 구할 수 있는 대표적인 일반의약품입니다. 제제도 다양해서 껌이나 젤리로도 출시됩니다. 일반적으로 출시되는 멜라토닌 제제는 2~16밀리그램 사이인데, 잠을 못 자는 아이들을 위해 0.5밀리그램 단위로 나오거나, 심각한 불면에 시달리는 사람을 위한 18밀리그램 제제도 있습니다.

유독 우리나라에서만 멜라토닌을 구하기가 어렵습니다. 우리나라는 서카딘(2밀리그램)만 허용하고 있으며, 그것도 의사의 처방이 필요한 전문의약품으로 분류됩니다. 서카딘은 조금 길게 작용하는 서방정 형태인데, 출시된 지 10년도 채 되지 않았습니다. 부작용이 거의 없는 멜라토닌을 처방을 받아야만 구할 수 있게 하는 것은 대표적인 불면 국가로 꼽히는 우리나라 상황에서는 매우 아쉬운 일입니다.

멜라토닌은 어떻게 복용해야 가장 안전할까

멜라토닌은 원래 우리 몸에서 자연스럽게 분비되는 호르몬이기 때문에 수면유도제 등에 비해 부작용이 크지 않습니다. 비교적 안전한 방법이라고 할 수 있지요. 그래서 부작용을 걱정하는 분들은 멜라토닌을 많이 찾습니다. 특별히 멜라토닌이 가장 큰 효능을 보이는 경우는 해외 여행 시 시차로 인해 급격하게 밤낮이 바뀔 때입니다. 시차가 큰 곳으로 여행을 가면 현지의 밤낮과 몸의 일주기 리듬이 어긋나 잠을 쉽게 이루지 못하는데, 이때 멜라토닌을 먹고 자면 도움이 됩니다.

멜라토닌 복용법은 사람마다 조금씩 다릅니다. 일반적으로는 잠들기 30분 전에 복용합니다. 하지만 심각하게 잠을 못 자는 경우에는 자기 직전에 복용하기를 권합니다. 그리고 수면 리듬이 망가져 밤에 늦게 자는 사람은 잠들고 싶은 시간보다 2시간 전에 멜라토닌을 먹습니다. 또 새벽에 너무 일찍 눈을 뜨는 사람은 깼을 때 멜라토닌을 복용하면 좋습니다. 생활 습관에 따라 이처럼 복용 방법이 다릅니다.

멜라토닌은 수면에 얼마나 도움이 될까

해외에서 멜라토닌을 처방 없이 복용할 수 있다는 사실을 알고 나면 '정말 효과가 있을까' 하는 의문이 들 수도 있습니다. 젤리나 껌처럼 우리가 흔히 아는 약과는 다른 형태로도 많이 유통되고 있어서 식품처럼 느낄 수도 있고요. 그렇다면 실제로 멜라토닌은 수면에 얼마나 효과적일까요?

멜라토닌이 수면에 얼마나 효과가 있는지 연구한 메타 분석 결과를 살펴보겠습니다. 멜라토닌 처방은 수면 장애를 치료하는 가장 대표적인 방법이기 때문에 많은 연구가 이루어져 있습니다. 오른쪽의 그래프는 멜라토닌과 관련된 13개 임상 연구의 메타 분석 결과를 나타낸 것입니다. 여기서 다루는 임상 연구는 모두 위약을 복용한 대조군에 비해 멜라토닌을 처방했을 때 잠을 얼마나 오래 잤는지 연구한 결과들입니다. 이 연구에 따르면 멜라토닌은 통계적으로 의미는 있었지만 수면 연장 시간이 8.43분 정도밖에 되지 않는 것으로 밝혀졌습니다. 매우 사소한 차이이지요.[2]

비교적 최근이라고 할 수 있는 2022년에 업데이트된 메타 분석 연구도 소개하겠습니다. 〈뇌신경 생체행동 리뷰Neuroscience & Biobehavioral Reviews〉라는 저널에 실린 임상 연구입니다. 이번

멜라토닌의 수면 효과에 대한 메타 분석

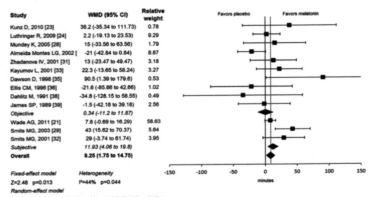

Study	WMD (95% CI)	Relative weight
Kunz D, 2010 [23]	38.2 (-35.34 to 111.73)	0.78
Luthringer R, 2009 [24]	2.2 (-19.13 to 23.53)	9.29
Mundey K, 2005 [28]	15 (-33.56 to 63.56)	1.79
Almeida Montes LG, 2002 [	-21 (-42.84 to 0.84)	8.87
Zhadanova IV, 2001 [31]	13 (-23.47 to 49.47)	3.18
Kayumov L, 2001 [33]	22.3 (-13.65 to 58.24)	3.27
Dawson D, 1998 [35]	90.5 (1.39 to 179.6)	0.53
Ellis CM, 1996 [36]	-21.6 (-85.86 to 42.66)	1.02
Dahlitz M, 1991 [38]	-34.8 (-128.15 to 58.55)	0.49
James SP, 1989 [39]	-1.5 (-42.18 to 39.18)	2.56
Objective	*0.34 (-11.2 to 11.87)*	
Wade AG, 2011 [21]	7.8 (-0.69 to 16.29)	58.63
Smits MG, 2003 [29]	43 (15.62 to 70.37)	5.64
Smits MG, 2001 [32]	29 (-3.74 to 61.74)	3.95
Subjective	*11.93 (4.06 to 19.8)*	
Overall	**8.25 (1.75 to 14.75)**	

Fixed-effect model
Z=2.48 p=0.013

Heterogeneity
I²=44% p=0.044

Random-effect model
WMD=8.48 minutes [95% CI: -4.02 to 20.98], Z=1.33, p=0.184

엔 소아, 청소년 대상 연구 21개를 포함해 총 34개 임상 연구(총 1,988명)의 메타 분석을 실시했습니다. 결론적으로 멜라토닌은 수면 유도를 돕고 총 수면 시간을 증가시키기는 했지만, 중간에 잠이 깨는 경우에는 도움을 주지 못했다고 합니다. 또한 소아 및 청소년들의 수면 개선에도 도움이 되었고 부작용은 거의 없었다고 강조합니다.[3]

이런 연구 결과를 종합해보면 멜라토닌은 가장 안전한 수면 치료제라고 할 수 있습니다. 또한 나이가 들면서 수면 장애가 생긴 사람들뿐만 아니라 소아, 청소년에게도 우선적으로 사용해볼 만한 안전한 치료법이라고 할 수 있지요.

연구자들은 특히 멜라토닌의 안전성을 강조합니다. 하루에 0.5~5밀리그램의 멜라토닌을 복용하는 정도로는 아무 문제가 없다고 알려져 있습니다. 멜라토닌은 약처럼 생긴 제제뿐만 아니라 식품처럼 다양한 형태로 나와 있으니, 수면제에 의존하고 싶지 않다면 안전하게 시도해볼 수 있는 방법입니다.

최근에는 우리나라 식품의약품안전처에서 해외 직접 구매를 통한 멜라토닌 반입을 금지하고 있어 이전처럼 쉽게 구하기가 어려워졌습니다. 물론 해외에 출국했다가 돌아오는 길에 소량을 가지고 오는 정도는 아무 문제가 없습니다. 원래 멜라토닌의 주요한 용도가 해외 여행으로 인한 시차에서 비롯되는 수면 장애 개선이기 때문입니다. 국내에 수면 장애를 경험하는 사람들이 많고, 해외 대부분의 국가에서 멜라토닌을 쉽게 구할 수 있게 해둔 점을 고려하면 식품의약품안전처의 결정은 아쉬운 부분이 있습니다.

만약 국내에서 멜라토닌을 복용하고 싶다면 병원을 찾아가 서카딘 2밀리그램을 처방받는 것도 한 가지 방법입니다.

다만 멜라토닌 처방만으로 악성 수면 장애를 치료하기는 힘듭니다. 실제로 클리닉을 찾아오는 환자 가운데 수면 장애를 멜라토닌 처방만으로 극복하는 경우는 10퍼센트도 채 되지 않습니다. 안전하지만 그만큼 효과가 약하다고 볼 수 있습니다. 그러므로 멜라토닌 외에 수면에 도움이 되는 다른 호르몬 요법도 소개하고자 합니다.

기상 시간을 결정하는
스트레스 호르몬, 코르티솔

수면에 관여하는 호르몬은 멜라토닌뿐만이 아닙니다. 앞에서도 한번 살펴보았지만, 스트레스 호르몬이라고 하는 코르티솔 역시도 수면에 큰 영향을 미칩니다. 저는 클리닉에서 멜라토닌보다는 코르티솔을 더욱 중요한 요소로 봅니다.

코르티솔은 부신이라는 조직에서 분비됩니다. 많은 분들이 '부신'이라는 조직을 생소하게 여깁니다. 심장이나 위장, 대장, 췌장처럼 평소 자주 들을 일이 없는 조직이기 때문이지요. 부신副腎이라는 한자를 그대로 풀면 '신장 옆'이라는 의미가 됩니다. 신장은 강낭콩 모양의 약 150그램 정도 되는 장기입니다. 그 위에 약 5그램 정도의 작고 노란색을 띠는 조직이 붙어 있는데, 이 조직이 바로 부신입니다. 이 부신을 영어로 하면 바로 '아드레날린adrenalin'입니다. 그래서 부신이라고 하면 다들 낯설어하다가 아드레날린이라고 하면 친숙하게 느끼는 분들이 많습니다.

스트레스는 어떻게 수면을 망칠까

부신의 가장 중요한 역할은 바로 호르몬을 만들어내는 것입니다. 특히 부신의 피질(장기의 겉 부분)에서 여러 종류의 호르몬이 만들어지는데, 이를 '부신 호르몬'이라고 합니다. 부신 호르몬 중에 가장 잘 알려진 호르몬이 바로 코르티솔이에요.

코르티솔은 흔히 '스트레스 호르몬'으로 알려져 있습니다. 화가 나거나 놀랄 때 급히 치솟는 호르몬이 코르티솔입니다. 코르티솔은 위기 상황에서 우리 몸의 모든 생체 리듬을 전투 태세로 만들어 외부의 적으로부터 몸을 방어합니다. 흥분 신경으로 알려져 있는 교감신경을 활성화시켜 혈압을 올리고 심장을 빨리 뛰게 만들어 온몸의 모든 조직에 혈류를 공급합니다. 코르티솔은 노르에피네르린이나 도파민 같은 신경전달물질의 분비를 활성화하여 신경계를 각성시키고 집중력도 향상시킵니다. 교감신경이 흥분하면 동공이 확대되어 주변의 풍경이 한눈에 들어오고, 위장관을 수축시켜 배고픔도 잊게 만듭니다.

시험 전날의 기억을 떠올려보면 쉽게 이해할 수 있습니다. 학교 시험이든 취업 시험이든 자격증 시험이든, 중요한 시험을 앞둔 전날에는 배가 고픈지도 잘 모르고, 그동안은 봐도 그저 흘러가던 내용들이 갑자기 머릿속에 밀려드는 것처럼 외워지지 않던가요? 게다가 잠을 못 자도 피곤한지 모르는 각성 상태가 지속되지요.

이렇게 급격하게 스트레스를 받을 때 다량으로 분비되는 호르몬이 바로 코르티솔입니다. 그래서 스트레스가 꼭 나쁘다고는 할 수 없어요. 외부로부터 우리를 지키고 신체 리듬을 효율적으로 바꾸기 때문입니다. 문제는 이 스트레스가 만성이 될 경우입니다. 스트레스가 만성화되면 스트레스와 싸우다가 결국은 몸과 마음이 지쳐 스트레스로부터 도망치게 됩니다. 이 만성 스트레스가 만성 피로뿐만 아니라 만성적인 불면을 일으킵니다.

그래프를 통해 살펴보겠습니다. 급성 스트레스가 지속되어 장기화되면 스트레스를 다루기 어려워지면서 탈진기(부신고갈기)를 경험합니다. 제 진료실을 찾는 만성 피로 환자들 대부분은 코르티솔 수치가 낮습니다. 탈진 혹은 번아웃burnout 상태가 되어서야 치료 방법을 찾는 것이지요. 코르티솔이 낮으니 혈압이 낮아

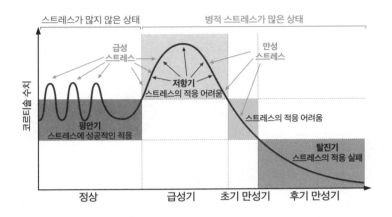

만성 스트레스에 적응 또는 실패하는 단계

스트레스가 많지 않은 상태 / 병적 스트레스가 많은 상태

급성
스트레스

만성
스트레스

저항기
스트레스의 적응 어려움

스트레스의 적응 어려움

코르티솔 수치

평안기
스트레스에 성공적인 적응

탈진기
스트레스의 적응 실패

정상 / 급성기 / 초기 만성기 / 후기 만성기

지고 추위를 쉽게 타며 교감신경이 낮아져서 에너지가 떨어집니다. 이 기간엔 면역력도 떨어져 입에 궤양이 생기거나 방광염에 자주 걸리기도 합니다.

문제는 아침과 낮엔 코르티솔이 떨어지지만 저녁엔 오히려 올라가는 상태라는 것입니다. 야간에 코르티솔 분비량이 많아지면 불면의 큰 원인이 되지요. 앞에서도 한번 이야기했지만 이러한 현상을 '부신 역전'이라고 부릅니다. 이 단계에선 불면이 만성 피로의 원인이기도 하지만, 만성 피로가 불면의 원인이기도 합니다.

만약 수면 문제로 인해 클리닉에 찾아가면 하루 동안 변화하

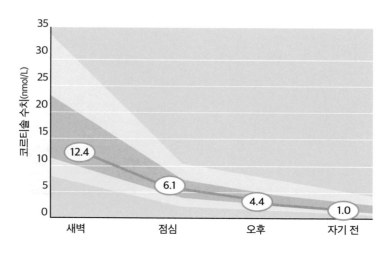

정상적인 하루 중 코르티솔 수치 변화

코르티솔 수치(nmol/L)

12.4

6.1

4.4

1.0

새벽　　　　점심　　　　오후　　　자기 전

는 코르티솔을 측정하는 검사를 하기도 합니다. 침을 채취해서 하루 중 코르티솔의 변화량을 측정하지요. 새벽 일찍, 점심 직전, 오후 중, 그리고 자기 전까지 하루에 네 번 측정합니다. 정상적인 경우라면 그래프처럼 코르티솔 분비량이 아침에는 증가했다가 점심 무렵부터 떨어지기 시작하면서 밤에는 급격히 줄어드는 패턴을 보여야 합니다. 하지만 수면 장애를 경험하는 분들 중에는 아침에 코르티솔 수치가 낮고 밤에는 높은 역전된 패턴으로 나타나는 경우가 있습니다.

앞에서도 여러 번 설명했지만 코르티솔은 잠을 깨우는 역할을 합니다. 머리도 잘 돌아가게 하고 삶의 의욕을 주며 새로운 하루를 살아갈 수 있도록 싸울 태세를 취하게 하지요. 밤새 자는 동안 이 물질을 쌓습니다. 그래서 저도 집중력이 필요한 일은 주로 아침에 몰아서 하는 편입니다. 이 책의 원고도 아침 6시 30분부터 오전 진료를 시작하기 전까지 두 시간씩 시간을 내서 집필한 것입니다. 흔히 창의력을 기르기 위해 모닝페이지(아침에 일어나자마자 생각의 흐름에 따라 글을 쓰는 것)를 쓰라고 하는 것도 이런 이유 때문입니다. 코르티솔이 가장 높은 시간대이기 때문이지요.

그런데 IT 분야에서 일하거나, 디자인 같은 예술 계열 또는 창작 활동을 하는 사람들 중에는 밤에 피는 장미처럼 늦은 밤에 오히려 정신이 명료해진다고 하는 경우가 있습니다. 그래서 다들 자는 시간에 혼자 일어나 일을 합니다. 이처럼 밤에 정신이 명료해지는 이유는 부신 역전으로 인해 늦은 밤에 코르티솔 분비량이 높아지기 때문입니다.

밤에 집중이 더 잘 된다면 그 사이클이 본인에게 더 맞기 때문일 수도 있습니다. 그러나 일반적으로는 낮에 회의를 하거나 모여서 일을 하고 고객을 만나다 보니, 새벽 늦게 자고 아침에 느지막히 일어나 일을 하는 프리랜서라도 결국은 아침 일찍 일을 해야 하는 경우가 생깁니다. 그러다 보면 결국 만성적인 수면 부족에 시달리지요. 그래서 일이 없는 주말에는 점심 때까지 못 일어나는 생활 패턴이 반복되고 결과적으로 생체 리듬을 망가트려 몸의 균형을 잃고 맙니다. 따라서 건강하게 수면을 취하려면 일정한 시간에 자고 일정한 시간에 일어나야 합니다.

남들이 다 자는 시간에 못 자는 이런 부신 역전 패턴을 특히 요즘 청소년들이 많이 경험합니다. 낮에는 피곤해서 몽롱하고 밤에는 깨어 있는 사이클이 오래 계속되면 여러 심각한 문제가 생깁니다. 특히 신체 성장에 큰 지장을 받게 되지요. 청소년이 아닌 성인도 나이 들어 급격하게 노화가 가속되므로 수면과 관련된 호르몬, 특히 코르티솔의 분비 패턴이 일정해지도록 수면 상태를 점검할 필요가 있습니다.

수면 장애와 부신 피로를 동시에 해결하라

수면 부족 문제로 진료실을 찾아오는 환자 중에는 비만으로 체중 감량이 필요한 환자도 있습니다. 비만이면서 만성 피로를 경험하는 사람이라면 무조건 먹는 음식을 줄이거나 운동부터 시작해서는 안 됩니다. 오히려 처음에는 굶지 않고 잘 먹으면서 부신을 강화할 필요가 있어요. 부신에서 분비되는 호르몬은 우리 몸의 대사에 크게 관여하는데, 부신이 강화되면 대사가 점차 빨라집니다. 그러면 식욕을 억제하는 약제에도 몸이 잘 반응해서 효과적으로 살을 뺄 수 있지요.

불면 치료도 마찬가지입니다. 불면과 부신 피로를 동시에 해결해야 합니다. 아침에는 무력감에 시달려 피곤하고 밤에는 눈이 말똥말똥해지면서 잠을 못 자는 경우에는 접근법이 달라야 합니다. 물론 수면제를 처방해 강제로 잠들게 하는 것도 도움이 되지만, 아침에 부신 강화제를 처방해 코르티솔 분비량을 높여서 몸이 아침에 싸울 준비를 하게 도와주는 편이 더 좋습니다. 하루에 분비되는 코르티솔의 양은 정해져 있기 때문에 아침에 코르티솔 수치를 높여두면 오전에는 명료한 정신으로 생활하다가 오후 일까지 마치고 하루를 마무리할 무렵에는 자연스럽게 방전되어 잠들 수 있습니다. 보통 영양제마다 가장 좋은 효과를 볼 수 있는 시간이 있는데, 부신 기능 강화를 위한 비타민과 각종 강장제를 아침에 복용하라고 권하는 이유가 바로 이 때문입니다. 대표적인 부신 영양제로는 인삼, 홍삼, 공진당, 경옥고, 홍경천 같은 한방 약재가 잘 알려져 있습니다. 진료실에서는 디하이드로에피안드로스테론dehydroepiandrosterone, DHEA이나 프레그네놀논pregnenolone 등의 부신 호르몬을 처방하기도 합니다. 이외에 비타민 B나 마그네슘도 부신 기능을 향상시키는 대표적인 영양제입니다.

제가 진료할 때는 부신 호르몬 등을 검사하고 다양한 영양 상태를 평가하여 부족한 호르몬 또는 비타민을 포함한 영양 치료를 합니다. 그래서 때로는 오후 늦게 수액을 맞으러 오는 환자도 있어요. 하지만 일부 영양 수액은 오히려 잠을 방해합니다. 대표적으로 글리시리진glycyrrhizin 성분의 감초 주사는 혈압을 높이고 교감신경을 흥분시켜 활력을 주지만 코르티솔 수치도 높이기에 잠을 방해하기도 합니다. 수면과 관련된 영양제에 대해서는 뒤에서 더 자세히 살펴보겠지만, 이처럼 영양제 복용 습관도 수면에는 중요하게 작용합니다.

또한 부신 피로로 인한 수면 장애를 경험하고 있다면 생활 습관을 개선할 필요도 있습니다. 부신 호르몬은 콜레스테롤에서 합성되므로 평소 좋은 지방과 단백질을 많이 먹고 탄수화물은 섭취량을 제한하는 것이 좋습니다. 늘 피로감을 느끼는 분들은 식욕이 없고 허기도 잘 느끼지 못해 밀가루 중심의 탄수화물만 조금씩 깨작깨작 먹는 경우가 많은데, 에너지를 얻고 호르몬을 만들기 위해서라도 단백질과 좋은 지방 섭취를 늘려야 합니다. 다만 저녁에는 생체 리듬을 진정시키기 위해 식사를 적게 할 필요가 있습니다. 장 운동이 에너지를 많이 소모하기 때문입니다.

또한 부신 호르몬은 근육량과 비례합니다. 그러므로 근육량을 늘리면 피로 회복에도 도움이 됩니다. 스쿼트, 런지 등 허벅지, 코어의 근육을 기르는 운동이 부신 기능 강화에 도움이 됩니다.

이렇듯 생활 습관의 개선을 강조하지만, 밤낮이 바뀔 정도로 생체 리듬이 무너지고 잠들기 어려운 경우에는 저도 적은 양이나마 여러 형태의 약을 처방합니다. 심각한 부신 역전을 겪는 경우에는 약을 이용해서 억지로 재워야 할 필요도 있기 때문입니다. 잠을 제대로 자지 못해서 그다음 날 피곤하고, 또 피곤하니까 다시 잠을 못 자는 악순환을 끊는 강경한 수단이라고 할 수 있습니다.

우리의 생체 리듬은 아침에 잠에서 깨고 밤에 잠을 자도록 선조 때부터 DNA에 새겨져 있어요. 억지로 잠을 자는 데 급급하지 말고, 부족한 것은 채우고 불필요한 것은 제거해나가는 식으로 수면을 관리하면 됩니다. 아침에는 코르티솔 분비량을 높여 하루를 시작할 힘을 얻고, 밤에는 멜라토닌 분비량을 높여 꿀잠을 자게 만드는 하루 중 생체 리듬을 회복해야 합니다. 물론 가장 중요한 처방은 지속적으로 부신 역전을 부르는 만성 스트레스를 제거하는 것이겠지요.

성호르몬과 수면 장애,
그리고 갱년기

앞에서 말한 것처럼 수면의 질은 나이가 들수록 조금씩 떨어집니다. 호르몬 분비량이 전체적으로 조금씩 줄어들기 때문입니다. 이는 성호르몬 역시 마찬가지입니다. 그런데 성호르몬 역시도 우리 수면에 영향을 미치기에 갱년기 증상으로 수면 장애를 경험하는 경우가 많습니다.

여성의 갱년기는 폐경肺經과 관련이 깊습니다. 요즘은 완경完景이라고도 하지요. 여성은 대략 49~51세 무렵부터 월경 주기가 불규칙해지다가 완전히 끊깁니다. 이런 급격한 몸의 변화로 인해 많은 증상을 경험하는데 여성의 경우 대표적인 갱년기 증상이 안면홍조와 불면입니다.

반면 남성은 이렇게 급격한 갱년기를 경험하지 않습니다. 남성호르몬은 20대 후반부터 꾸준히 감소하기 때문에 어느 시점부터 갱년기가 오는지 인지하기 힘듭니다. 남성호르몬으로 알려진 테스토스테론 수치가 크게 떨어지는 경우 성적 욕구가 급격히 떨어지고 무기력해지는데 이 시점에 갱년기에 접어들었음을 깨닫습니다. 남성의 경우 불면이 갱년기의 주요한 증상은 아니지만, 이때 경험하는 수면 장애와 남성호르몬의 관계도 함께 살펴보려 합니다.

갱년기 여성이 불면에 시달리는 이유

저는 의사 생활을 시작하고 나서 첫 10년간 갱년기 여성을 중심으로 진료했습니다. 그래서 전국적으로 보아도 여성호르몬을 가장 많이, 다양하게 처방한 의사에 속합니다. 그런데 갱년기 증상을 보이는 여성의 50퍼센트 정도가 호소하는 증상이 바로 불면증입니다.

여성 환자분에게 언제부터 잠을 못 자기 시작했는지 물으면 대부분 갱년기 때부터라고 대답하는 경우가 많습니다. 하지만 갱년기 하면 흔히 생각하는 피부가 화끈거리고 식은땀이 나는 증상이 없으니 갱년기에 따른 변화가 없다고 여겨 대수롭지 않게 지나가는 것입니다. 그분들 중에서 호르몬을 처방했더니 잠을 쉽게 잘 드는 분이 많아요. 보통 한 달이 지나면 효과가 나타납니다. 여성호르몬을 처방하면 거의 모든 갱년기 증상이 좋아지고 특히 안면홍조가 감소하는 효과도 얻을 수 있습니다.

갱년기 여성이 가장 많이 경험하는 수면 장애는 더위를 느껴서 자다가 계속 깨는 현상입니다. 몸의 열감 때문이지요. 따라서 이런 경우에는 나이와 증상을 고려해 다른 치료보다도 먼저 호

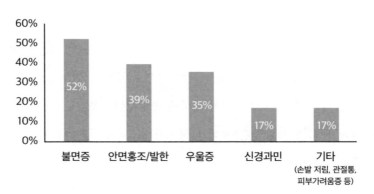

중년 여성이 느끼는 갱년기 증상

전체 응답자 40~60대 여성 420명, 복수응답.
출처: 내츄럴엔도텍, 2018.

르몬 처방을 고려해볼 수 있습니다.

여성호르몬이 저하되는 경우 에스트로겐의 한 종류인 에스트라디올estradiol, E2과 황체호르몬이라고 불리는 프로게스테론의 복합제를 처방합니다. 에스트로겐은 자궁내막과 유방에 작용하여 각각 부인과 질환(자궁내막증식증, 자궁근종, 자궁내막암 등)과 유방 질환(유방 결절 혹은 유방암)을 일으킬 가능성이 있습니다. 따라서 에스트로겐의 과다 작용을 막기 위해 길항 작용(서로 다른 약물을 함께 투여할 때 각 약물이 서로 반대로 작용해 효과가 약해지거나 나타나지 않는 작용)을 하는 프로게스테론을 함께 처방하는 것입니다. 다만 프로게스테론을 복용하면 부종이 생기기에 여성호르몬을 복용하면 살이 찐다는 인식이 생겼습니다. 최근에는 이를 보완한 '안젤릭'이라는 제품이 나와서 가장 많이 처방되는 여성호르몬으로 등극하기도 했습니다.

갱년기 무렵에는 자궁 질환으로 자궁을 제거한 경우도 꽤 많습니다. 이때는 프로게스테론을 굳이 사용하지 않고 에스트로겐을 단독으로 처방하며 마찬가지로 안면홍조와 불면 등 갱년기 증상 개선에 효과적입니다. 자신의 불면이 갱년기 증상과 함께 월경이 중단될 즈음에 시작되었다면 여성호르몬이 가장 좋은 처방입니다.

여성호르몬 처방이 어려운 경우

유방에 혹이 있거나 유방암 가족력이 있는 경우에는 여성호르몬 처방이 쉽지 않습니다. 여성 질환의 위험성이 높은 경우에는 여성호르몬 처방이 오히려 증세를 악화시킬 우려가 있기 때문입니다. 유방암 위험이 있는 경우에는 약을 먹기 전후에 여러 가지로 검사를 해보아야 하고, 여성호르몬을 장기적으로 처방하면 유방암 외에도 심혈관 질환이 발생할 위험도 큽니다.

그래서 갱년기 증상이 심하지 않은 경우에는 여성호르몬보다 '클리마토플란'이라고 하는 전문의약품을 처방하곤 합니다. 클리마토플란은 독일에서 만든 생약인데, 승마black cohosh라는 식물에서 추출한 식물성 에스트로겐 성분이 들어 있습니다. 승마 추출액은 갱년기 증상을 완화시킬 때 쓰는 대표적인 처방입니다. 갱년기 문제로 여성들이 한번쯤은 복용하는 '훼라민큐'에도 승마 추출물이 들어 있어요. 이 약은 콩과 식물에 들어 있는 이소플라본isoflavone과 함께 의사들이 추천하는 대표적인 식물성 에스트로겐입니다. 식물성 에스트로겐은 그 화학 구조가 에스트로겐과 비슷해 실제 체내에서도 여성호르몬의 역할을 대체하지만 유방과 자궁, 뼈 등에 존재하는 에스트로겐 수용체와 결합하지 않아 유방과 자궁 질환의 위험도를 높이지 않습니다. 한편으로는 뼈에도 작용하지 않기 때문에 여성호르몬과 달리 골다공증 예방에는 도움이 되지 않습니다.

독일은 우리나라보다 생약에 관한 연구를 많이 진행하고 있습니다. 클리마토플란에는 승마 추출액뿐만 아니라 유럽에서 주로 재배되는 약초인 이그나티아ignatia, 생귀나리아sanguinaria라는 허브에서 추출한 성분, 그리고 오징어먹물에서 나오는 세피아 등의 성분이 함께 들어 있어 진정 효과가 있습니다. 또 가바를 활성화해서 신경을 안정시키고 잠을 재우는 효과가 있기 때문에 잠도 잘 옵니다. 자기 전에 두 알 정도 복용하면 수면 장애가 크게 개선됩니다. 그래서 우울증이 있는 갱년기 전후의 환자에게 클리마토플란을 자주 처방합니다.

이처럼 승마 추출물이나 콩과 식물의 이소플라본처럼 약리 작용을 하는 허브의 화학 성분을 파이토케미컬phytochemical이라고 부릅니다. 이런 식물에는 서양고추나물St. John's wort, 백수오 등 다양한 종류가 있습니다.

여성호르몬을 처방받든 식물성 에스트로겐이나 갱년기에 도움이 되는 허브를 사용하든 갱년기와 함께 시작된 불면은 부족한 호르몬을 보충하면 쉽게 나아질 수 있습니다. 그러면 호르몬 치료는 언제까지 받아야 할까요? 이 질문에 저는 종종 비행기 착륙을 예시로 듭니다.

남성과 달리 모든 여성에게는 여성호르몬의 중단 즉, 폐경이라는 변화가 갑작스럽게 찾아옵니다. 비유하자면 비행기가 경착륙hard landing하여 그 안에 탄 승객들이 불안과 고통을 느끼는 상황이라고 할 수 있습니다. 하지만 이때 여성호르몬을 보충해주면 비행기가 서서히 고도를 낮추며 안전하게 연착륙soft landing하듯 몸이 성호르몬이 줄어드는 상황에 준비할 여유를 줍니다. 그래서 처음에는 높은 용량의 약물을 사용하다가 천천히 그 용량을 낮추는 식으로 처방합니다. 몸이 적응하면 주말에는 약을 쉬면서 호르몬 없이 지낼 수 있을 때까지 기다리는 것이지요. 호르몬 처방이 필요하지 않을 정도로 폐경에 따른 변화를 느끼지 못하는 경우도 있지만, 증상이 심한 경우에는 대개 2~3년 정도 호르몬이나 식물성 에스트로겐을 복용하게 합니다. 불면뿐만 아니라 다양한 증상을 겪는 이들이 폐경의 고통을 줄이고 진정한 완경을 통해 즐거움을 찾기를 기대합니다.

남성호르몬도 수면에 영향을 미칠까

여성이 갱년기에 호르몬 저하로 인한 불면을 겪는다면 남성은 어떨까요? 여성과 남성의 성호르몬 감소 증상은 서로 다릅니다. 여성의 갱년기가 갑작스러운 체온 상승, 안면 홍조 등으로 나타난다면 남성의 갱년기는 성 기능이 줄어드는 양상으로 나타납니다. 성욕이 감퇴하거나 발기부전이 나타나고 성관계 횟수가 감소합니다. 그 외에 원인을 알 수 없는 무기력감이 느껴지고 만성 피로에 시달리며 집중력이 떨어질 뿐만 아니라 우울증을 경험하기도 합니다. 자신감이 떨어지고 복부 비만이 오거나 체모가 감소하며 근력이 떨어지고 관절통이 옵니다. 심장이 빠르게 뛰면서 불안감이나 긴장감이 느껴지는 심계 항진, 발한, 골다공증 등이 함께 오기도 합니다. 그리고 불면증이 동반되는 경우도 많지요.

성호르몬 저하에 따른 갱년기가 의심스럽다면 자신이 갱년기인지 확인할 수 있는 자가 설문 점수를 계산해보는 것도 도움이 됩니다. 아담 설문지The Androgen Deficiency in Aging Males question-naire, ADAM questionnaire라고도 하는데, 10개 질문 중에서 1번과 8번은 반드시 하나 이상 포함되어야 하고, 전체적으로 3개 이상 해당될 때 남성 갱년기라고 부릅니다.

병원에서는 남성호르몬인 테스토스테론의 혈액 내 농도를 검사해 남성 갱년기를 진단합니다. 테스토스테론은 30대 이후부터 꾸준히 감소하는데, 50대만 되어도 30대 평균의 절반으로 감소합니다. 그렇다면 남성 갱년기에 찾아오는 불면도 호르몬 치료로 개선할 수 있을까요?

아담 설문지

번호	내용
1	성적 흥미가 감소했다.
2	기력이 몹시 떨어졌다.
3	근력이나 지구력이 떨어졌다.
4	키가 줄었다.
5	삶에 대한 즐거움이 느껴지지 않는다.
6	우울감이나 불만감을 느낀다.
7	발기의 강도가 떨어졌다.
8	운동할 때 민첩성이 저하되었다.
9	저녁식사 후 바로 졸리다.
10	최근 일의 능률이 떨어졌다.

2014년 〈아시아남성학회저널Asian Journal of Andrology〉에 발표된 연구에 의하면 테스토스테론 수치가 낮을수록 불면이 더 심해지는 경향을 알 수 있습니다. 그러나 이 연구는 단면 연구에 불과해서 불면이 있는 환자의 남성호르몬 수치가 떨어지는 것인지, 남성호르몬 저하가 불면의 원인인지 인과 관계를 알 수 없었습니다.[4] 오히려 남성호르몬 투여가 불면을 일으켰다는 연구도 있지요.[5]

이는 여성 갱년기의 경우 여성호르몬 저하가 원인이며 불면이 결과이고 여성호르몬 보충이 수면에 도움을 주는 것과는 반대입니다. 저의 임상 경험에 비추어보면 수면 장애 자체가 남성호르몬 저하를 악화시키는 것이 아닌지 추측해봅니다.

따라서 남성 역시도 잠을 잘 자야 남성호르몬 저하를 막고 갱년기를 늦추어 활발한 생활을 유지할 수 있다는 점을 명심해야 합니다.

수면에도 영향을 미치는
성장호르몬

성장호르몬이라고 하면 성장기에만 분비되는 호르몬이라고 생각하기 쉽습니다. 하지만 성장호르몬은 성장기뿐만 아니라 일생에 걸쳐 지속적으로 분비됩니다. 10~20대에 그 분비량이 최고조에 이르고, 20세 이후부터는 점차 분비량이 줄어들지요.

성장호르몬은 성장기에 키를 키우는 것 말고도 하는 일이 많습니다. 여기서 몇 가지 예를 들어보겠습니다. 성장호르몬은 세포의 수용체에 직접 작용하면 중성지방triglyceride을 분해해서 유리지방산free fatty acid의 형태로 혈액으로 내보냅니다. 쉽게 말해서 우리 몸의 지방을 분해해주는 것이지요. 단백질을 합성하는

데도 도움을 주고 혈액 내 포도당을 정상 범위로 조절하는 역할도 수행합니다.

성장호르몬은 또한 간이나 다른 조직을 자극해서 인슐린유사성장인자-1 insulin-like growth factors-1, IGF-1를 분비하게 만듭니다. 이 IGF-1이 세포에 작용을 해서 인체를 성장시킵니다. 우리가 흔히 아는 성장호르몬의 역할은 바로 이것이지요. 또한 IGF-1은 뼈와 연골, 근육의 분화를 촉진합니다. 뼈가 성장하거나 근육량이 증가하는 것도 이와 관련이 있습니다.

하지만 앞에서 말한 것처럼 성장호르몬은 20세 이후로 분비량이 계속해서 떨어집니다. 저의 임상 경험에서도 DHEA라고

연령별 성장호르몬 변화

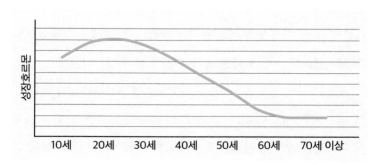

출처: 한국운동과학회지

불리는 부신 호르몬과 더불어 성장호르몬이 가장 좋은 노화의
지표였습니다.

성장호르몬과 수면의 상관관계

성장호르몬은 스트레스 호르몬이라고 불리는 코르티솔을 낮추
고 진정 작용을 하는 신경전달물질인 가바를 증가시킵니다. 그래
서 밤에 숙면을 취하는 데 도움이 되지요. 실제 불면 환자들 중에
는 성장호르몬 수치가 기준치보다 크게 떨어진 분들이 많습니다.
저를 찾아온 환자 중에 이 방법 저 방법 다 써 봤지만 효과를 보
지 못했다는 사례가 있었습니다. 잠을 못 자는 데서 오는 고통이
크고 자고 싶다는 열망이 강해서 돈이 얼마나 들어도 상관없으니
잠만 자게 해달라고 할 정도였습니다. 초기 검사를 해보니 성장호
르몬 수치가 크게 떨어져 있는 경우였습니다. 그래서 성장호르몬
을 처방했더니 바로 효과를 봐서 수면의 질이 개선되었지요.

비록 소규모 집단을 대상으로 진행된 연구이지만 2013년 〈유
럽 내분비학 저널European Journal of Endocrinology〉에 발표된 연구
에 따르면, 4개월 동안 성장호르몬을 투여했더니 그렇지 않은 집
단에 비해 수면 장애가 부분적으로 호전되었다고 합니다.[6]

물론 성장호르몬 요법이 모든 불면 환자를 호전시키지는 않습니다. 게다가 성장호르몬은 약을 복용하는 방식이 아니라 주사로 투여하는 방식이기 때문에 일주일에 한 번 병원에 방문해 치료받아야 하고 비용도 비쌉니다.

그러나 수면 장애에 시달리면서도 수면제에 의지하고 싶지 않은 사람에게는 성장호르몬이 한 가지 방법이 될 수 있습니다. 또 불면 외에도 근육량이 줄어드는 현상이나 만성적인 피로에 시달리고 있을 때, 급격하게 진행되는 노화의 속도를 늦추고 싶을 때 성장호르몬이 큰 도움이 됩니다. 전체적으로 몸 상태를 개선할 수 있는 방법이라고 할 수 있지요.

다만 성장호르몬은 악성 세포도 함께 증가시킵니다. 따라서 암 환자에게 성장호르몬을 처방해서는 안 됩니다. 암 가족력이 있는 경우에도 충분히 주의할 필요가 있습니다. 성장호르몬 치료를 받고 싶다면 반드시 그 전에 종합 검진을 통해 암 질환이 없는지 확인하고 의사와 상의하에 투여하는 것이 좋습니다.

이처럼 멜라토닌, 여성호르몬, 성장호르몬 등 다양한 호르몬의 결핍이 수면 장애를 부릅니다. 호르몬 분비량 감소는 노화에 따른 자연스러운 결과이기도 하지만 적절한 치료로 부족한 호르몬을 보충해주면 수면 장애를 극복할 수 있을 뿐만 아니라 항노화 효과도 함께 누릴 수 있다는 장점이 있습니다.

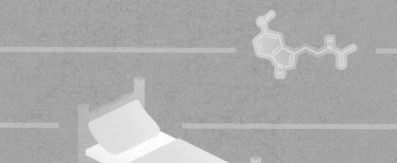

제4강

수면 영양제,

얼마나 도움이 될까

수면제 복용이 부담스럽다면

수면 장애를 교정하거나 치료하는 방법은 다양하지만 수면제를 복용하거나 호르몬 치료를 받기보다는 가급적 약을 쓰지 않고 푹 잘 수 있다면 좋을 것입니다. 앞에서 말한 것처럼 저는 가급적 약을 적게 쓰는 처방을 선호합니다. 반드시 필요할 때는 적극적으로 약을 써서 치료할 필요도 있지만, 정도가 심하지 않고 다른 방법으로도 나아질 수 있다면 약을 쓰지 않는 편이 몸에도 부담이 적으니까요. 수면제나 호르몬 요법 같은 적극적인 치료법에는 부작용이 뒤따르기 마련이라 진료실로 찾아오는 환자분들도 가급적 약을 쓰지 않고 잘 자는 방법을 찾는 경우가 많습니다.

불면증에 시달리고 있지만 막상 약을 쓰기는 꺼려지는 분 중에는 SNS나 유튜브 등을 통해 수면에 도움이 되는 영양제를 복용해본 분들도 있을 것입니다. 하지만 이런 수면 영양제가 정말 효과가 있는지 의아하게 생각하는 사람도 많습니다. 또 그 많은 수면 영양제 중에 내게 꼭 필요한 영양제를 선택하는 것도 쉬운 일이 아닙니다.

이번 장에서는 수면에 효과가 있는 영양제의 임상 연구 및 과학적 근거를 살펴보고 저의 임상 경험 역시 공유하려 합니다. 수면 영양제의 기전을 이해하면 자신에게 맞는 수면 영양제를 찾을 수 있을 것입니다.

수면 영양제에는 어떤 것들이 있을까

수면 영양제라고 하면 낯설게 느껴지지만 꼭 수면을 위해서만 복용하는 영양제를 의미하는 것은 아닙니다. 성분의 특성상 수면을 도와준다는 의미이지요. 이 장에서 다룰 영양제 중 일부는 이미 우리가 일상에서 자주 복용하는 것들입니다. 또 우리가 일상적으로 복용하는 영양제 가운데 어떤 것이 수면에 더 도움이 되고 도움이 되지 않는지도 함께 살펴볼 것입니다.

주위에 흔하고 일반인에게도 익숙한 수면 영양제로는 비타민 D나 마그네슘을 들 수 있습니다. 이 두 가지는 꼭 수면을 위해서만이 아니라 활력을 찾기 위해서도 많이들 복용하는 영양제들이지요.

이 두 가지보다는 더 낯설지만 수면에 도움을 주는 영양제로는 트립토판trytophan과 테아닌L-theanine, 가바, 이노시톨inositol, 락티움lactium 등의 성분이 있습니다.

특정 성분만 담은 영양제 외에도 기능성 식품이라고 해서 타트체리라고 하는 체리류 과일도 수면에 도움을 줍니다. 그래서 추출액 등의 형태로 많이 시판되지요. 허브 중에도 수면에 도움이 되는 종류가 많아 영양제 형태로 곧잘 유통됩니다.

수면 영양제는 앞서 살펴본 항불안제나 항우울제, 혹은 호르몬과 유사하게 작용합니다. 신경을 안정시키는 신경전달물질인 가바를 합성하는 데 도움을 주거나 멜라토닌 혹은 세로토닌 생성을 촉진하는 방식이지요. 그래서 저 역시 진료실에서 수면제를 대신해 수면 영양제를 처방하기도 합니다. 직접적으로 작용하는 수면제보다는 효과가 약하지만 더 안전하고 장기적으로 사용할 수 있기 때문입니다.

영양제로도 푹 잘 수 있을까

영양제는 보통 만성 피로나 면역력 저하를 개선하기 위해, 혹은 혈행을 개선하고 항산화 효과 및 장과 눈 건강 등을 개선하기 위해 복용합니다. 하지만 영양제나 기능성 식품의 효능에 대해서는 의사들 사이에서도 의견이 갈립니다. 환자들 중에도 영양제를 유달리 선호하는 사람이 있는가 하면 효능을 의심하는 사람도 있지요. '과연 정말 도움이 될까? 불필요하게 먹어서 문제가 되지는 않을까?' 하는 우려가 많습니다. 하물며 약물로도 해결되지 않는 수면 장애를 영양제로 고칠 수 있을지 의아하게 생각할 수도 있습니다.

그래서 이번 장에서는 수면과 영양제의 상관관계에 대한 연구를 가급적 다양하게 소개하고자 합니다. 수면 장애를 경험하는 환자에게 단기간 수면 영양제를 처방하고 수면의 질이 얼마나 나아졌는지 살피는 전향적 임상 연구를 위주로 소개할 것입니다. 전향적 연구란 수면 영양제와 위약을 준 집단을 일정 기간 관찰한 후 수면이 얼마나 개선되었는지 통계적인 차이를 보는 연구를 의미합니다. 특정한 성분 혹은 약에 대한 효과가 어느 정도로 의미 있는지 알아볼 수 있지요.

수면과 영양제에 대한 연구는 많고 그 연구마다 결론이 다릅니다. 그래서 메타 분석 자료도 함께 살펴보려 합니다. 참고로 이같은 메타 분석 자료를 근거로 특정한 치료 방법이 효과가 없다고 말하는 전문가들도 있습니다. 메타 분석 자료만 보면 어떤 연구는 효과가 있는 것처럼 보이고, 어떤 연구는 효과가 없는 것으로 나타나는 경우도 있으니까요. 그런데 어떤 연구에서든지 치료법의 효과를 조사할 때는 '평균적 효과'를 기준으로 판단합니다. 100명 중에 95명에게 효과가 있을 때 '95퍼센트 이내'라는 표현을 쓰는 식입니다. 메타 분석은 기존의 연구를 토대로 한 종합적인 분석입니다. 연구 결과가 이랬다저랬다 하는 것처럼 보인다면 평균적인 효과가 없었다는 의미입니다. 일반적인 집단 연구에서는 특정한 방법이 평균적으로 의미가 있는지 없는지를 살피기 때문입니다.

하지만 개인의 편차를 무시해서는 안 됩니다. 똑같은 치료법이라도 어떤 사람에게는 효과가 매우 좋고, 어떤 사람에게는 아무 효과가 없는 경우가 있습니다. 특히 약물처럼 강하게 작용하지 않는 영양제의 효과나 인지 기능, 행동과 물리적 환경 변화의 효과를 분석할 경우 모든 사람에게 유의미한 결과를 도출하기 어려운 경우가 있습니다. 개인차가 있는 것이지요. 똑같은 약을 복용해도 대상의 나이 등 개인차에 따라 효과가 없는 사람이 있어요. 그래서 연구 방식에 따라 정반대의 결과가 도출되기도 합니다.

이쯤에서 수면 영양제가 어느 정도로 효과가 있는지 메타 분석 연구를 한번 살펴보고 넘어가겠습니다. 〈대학원 의학 저널 Postgraduate Medical Journal〉에 2021년 발표되었는데, 제목은 "수면의 질을 개선시키는 데 있어서 영양제를 쓰는 것이 효과적인가" 입니다.[1] 제목이 다소 길지요. 이 연구는 영양제와 관련된 문헌을 모두 조사해서 분석한 논문입니다.

이 연구는 2012년 이전까지 발표된 31개의 임상 논문을 분석한 결과 테아닌이 통계적으로 수면의 개선에 유의미하다고 표현했습니다. 그리고 7개의 임상 논문을 근거로 멜라토닌도 수면 영양제로써 도움이 된다고 결론 내렸습니다. 또한 오메가3는 수면에 별다른 영향을 미치지 않는 것으로 나와요. 한편 비타민 D는 도움이 된다고 합니다.

그 외에도 동일 논문에서 나이트레이트(nitrate, 산화질소, L-아르기닌)도 수면을 개선한다고 보고되었습니다. 레스베라트롤(Resveratrol, 베리류에서 추출한 대표적인 항산화 영양소), 아연, 마그네슘 등도 각각 한 편의 기타 논문을 인용해 수면에 의미 있는 영양제로 소개했어요. 다만 이 경우는 2개 이상의 논문을 분석한 자료가 아니기 때문에 메타 분석 같은 통합적 분석을 하기는 어려웠고 단순히 임상 연구 소개만 하는 정도입니다.

이제부터는 이 연구에서 소개되었던 트립토판, 테아닌, 비타민 D 등 대표적인 수면 영양제 외에 대중에게도 많이 알려진 수면 영양제들을 하나하나 살펴보고 과학적 근거 및 연구 결과와 저의 임상 처방 경험을 함께 소개하겠습니다.

멜라토닌 생성을 돕는
트립토판, 5-HTP

수면을 도와주는 대표적인 영양제로는 트립토판이 있습니다. 수면 영양제를 찾아본 적이 있거나 관심이 있다면 트립토판이라는 이름을 한 번쯤 들어보셨을 것입니다. 앞선 메타 분석 연구에서는 이 트립토판의 효과가 따로 연구되지 않았지만, 임상적으로 살펴보면 우울증 환자나 나이 드신 분들의 수면 치료에 트립토판이 도움이 됩니다.

동물성 단백질이 최종적으로 분해되면 아미노산이 됩니다. 쉽게 말해서 고기를 먹으면 우리 몸에서 아미노산으로 분해되지요. 트립토판은 이 아미노산의 한 종류입니다. 그중에서도 수면 호르몬인 멜라토닌과 기분이 좋아지게 해주는 신경전달물질인 세로토닌을 합성하는 토대가 되는 아미노산이지요. 수면에는 매우 중요한 영양소입니다.

트립토판은 멜라토닌과 구조가 매우 비슷합니다. 트립토판은 5-하이드록시트립토판5-hydroxytryptophan, 5-HTP이라는 중간 대사물을 거쳐 세로토닌을 만듭니다. 그리고 세로토닌은 송과선에서 멜라토닌으로 전환되어 수면을 돕습니다. 이처럼 트립토판이 5-HTP, 세로토닌을 거쳐 멜라토닌이 되는 대사 과정을 이해하면 특정 영양소나 음식이 어떻게 수면에 도움이 되는지 알 수 있습니다.

트립토판은 특히 동물성 단백질, 즉 고기에 많이 함유되어 있고 바나나에도 있습니다. 그 밖에도 생선이나 치즈, 견과류, 새우 등 단백질 함량이 높고 좋은 지방이 함유된 음식에 많이 들어 있지요. 따라서 고기를 종종 먹는 게 중요해요. 적어도 일주일에 1~2번 이상은 고기를 먹는 것이 좋습니다.

트립토판이 5-HTP, 세로토닌으로 전환되려면 비타민 B6, 마그네슘, 비타민 C, 엽산, 철분 등이 필요합니다. 특히 비타민 B6와 마그네슘이 중요합니다. 그래서 트립토판과 비타민 B6, 마그네슘의 복합 성분으로 구성된 수면 영양제가 많습니다. 세로토닌이 만들어지면 우울증에도 도움이 됩니다. 정리하자면 트립토

트립토판의 작용 기전

트립토판

⬇ 마그네슘, 칼슘, 비타민 B6, 엽산, 철분

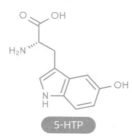

5-HTP

⬇ 비타민 B6, 아연, 마그네슘, 비타민 C

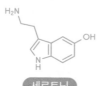

세로토닌

 어두울 때

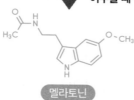

멜라토닌

판은 세로토닌을 증가시켜 멜라토닌을 생성하기 때문에, 우울과 불면이 결합된 수면 장애의 경우에 자주 처방됩니다.

그렇다면 트립토판을 먹으면 정말로 수면이 개선될까요? 2020년 〈영양소Nutrients〉라는 영양 연구를 게재하는 유력 의학 저널에 잠을 잘 못자는 프랑스의 청소년들을 대상으로 한 연구가 발표되었습니다. 연구 대상 중 24명은 비만인 청소년이었고 24명은 럭비 운동을 하는 건강한 청소년이었습니다. 이들을 대상으로 일주일 동안 트립토판이 포함된 아미노산과 위약을 무작위로 투여했더니, 트립토판을 복용한 집단이 수면의 질이나 식욕 억제 등에서 좋은 결과를 보여주었다고 합니다.[2]

저도 수면 목적으로 항우울제를 드시는 분들에게 트립토판 1그램을 처방하는 경우가 있습니다. 불면증이 심하지 않은 경우 트립토판을 복용한 환자들 상당수가 수면의 질이 향상되었습니다. 물론 약을 바로 끊을 수 있는 정도의 강한 효과는 아닙니다. 그렇지만 약을 처음부터 사용하고 싶지 않은 약한 불면증 환자나, 오랫동안 사용해온 수면제를 끊고자 하는 환자들에게는 좋은 대안입니다.

트립토판과 우울증 개선

자살 충동을 느끼거나 일상의 삶이 어려울 정도의 심한 우울증을 겪는 환자들에게는 당연히 세로토닌을 올려주는 약물 치료가 필요합니다. 하지만 약을 복용해야 할 정도로 심하지는 않은 경증의 우울감이 있을 때는 트립토판을 처방합니다. 그렇다면 트립토판은 우울증을 얼마나 개선할까요?

이쯤에서 트립토판에 의한 우울증 개선 효과를 연구한 여러 임상 논문과 다양한 실험을 종합적으로 분석systematic review한 결과를 살펴보겠습니다. 2021년 〈식이보충제Journal of Dietary Supplements〉라는 저널에 실린 연구 결과에 따르면, 11개의 임상 연구 중 4개 연구에서 트립토판이 부정적 사고의 감소 및 행복감 증가 등 우울증 개선에 도움이 되었다고 합니다. 또 분석 대상인 11개 임상 연구 전체에서 심각한 부작용은 발견하지 못했다고 합니다. 이 논문에 인용된 임상 연구에서는 각각 0.14그램에서 3그램까지 트립토판의 용량을 다양하게 사용했는데 우울증 개선을 위해서는 2그램 이상의 트립토판 처방이 도움이 된다고 합니다.[3]

따라서 수면 개선을 위해 트립토판을 복용한다면 1그램 정도 처방을 권장합니다. 제가 주로 처방하는 수면 영양제에는 트립토판 500밀리그램과 비타민 B6가 함께 들어 있습니다. 단독으로 트립토판 1,000밀리그램, 즉 1그램을 처방하기도 합니다. 수면을 위해서는 체중에 따라 트립토판 500밀리그램 1~2정을 권합니다. 우울증 개선을 위해서는 좀 더 많이 먹어야 합니다(2~3그램 권장). 다만 우울증이라고 할 정도로 심각하지 않은 경우, 즉 가벼운 우울감을 느끼는 경우에는 1그램 정도로도 충분히 효과를 볼 수 있습니다.

때로는 트립토판이 아니라 상대적으로 적은 용량의 5-HTP를 처방하기도 합니다. 앞서 소개했듯 트립토판이 세로토닌, 멜라토닌으로 합성되는 과정에서의 중간 산물이 바로 5-HTP입니다. 환자의 상태에 따라서 용량을 줄이기를 원하는 경우에 5-HTP를 처방하는데, 문제는 국내에서 이 영양제가 잘 유통되지 않는다는 점입니다. 그래서 해외직구의 방식으로 구입해야 하는 번거로움이 있습니다.

요약하면 수면 장애를 치료할 때 약을 대신해 안전하고 오래 사용할 수 있으며 우울감까지 개선하는 목적으로는 트립토판 혹은 5-HTP 등이 효과적입니다.

몸을 진정시켜 잠들게 하는
가바, 테아닌

앞에서 가바, 즉 감마-아미로뷰티르산이 잠을 자게 만드는 가장 중요한 신경전달물질이라고 설명했습니다. 수면유도제인 졸피뎀이나 신경안정제 등 진정 작용이 있는 향정신성의약품은 대부분이 가바 수용체를 자극하여 시냅스로 하여금 더 많은 가바를 분비하게 만듭니다. 그래서 결과적으로 잠이 드는 것이지요.

가바는 필수 아미노산 중 하나인 글루타민glutamine으로부터 생성됩니다. 글루타민은 생합성을 통해 글루탐산glutamic acid이 되고, 이 글루탐산이 가바로 합성되는 과정에 테아닌과 비타민 B6, 마그네슘이 도와줍니다. 앞에서 본 것처럼 비타민 B6와 마

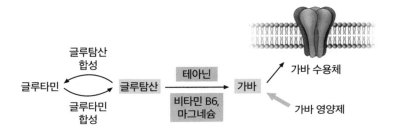

글루타민에서 가바를 합성하는 과정

그네슘은 트립토판으로부터 멜라토닌이 만들어지는 과정에도 관여합니다. 즉 뇌의 안정화에 매우 중요한 영양소입니다. 따라서 수면의 측면에서 보면 우리가 섭취하는 영양소가 잠을 잘 자게 해주는 신경전달물질을 만들기 때문에 양질의 음식, 특히 좋은 단백질을 먹어야 합니다.

미국 등에서는 가바 영양제를 편의점이나 건강기능식품을 파는 매장에서 쉽게 구할 수 있습니다. 우리나라에서는 일반적으로 유통되지는 않지만 해외 온라인몰 등을 통해 구할 수 있습니다. 긴장, 초조감을 경험하는 수면 장애의 경우, 자율신경검사에서 교감신경이 부교감신경에 비해 훨씬 흥분되어 있는 교감신경 우세형의 양상을 보일 때 가바 영양제를 처방합니다. 자율신경계 문제에 대해서는 뒤에서 더 자세히 살펴보겠습니다. 특히 수면 장애를 경험하면서 낮에도 불안해하고 초조해하며 실제로도 맥박이 빨리 뛰는 경우에 약 대신 가바 영양제 혹은 테아닌 같은 신경안정 영양제를 처방하기도 합니다.

직접적으로 가바를 보충하는 영양제는 얼마나 효과가 있을까요? 2018년 〈임상신경저널 Journal of Clinical Neurology〉에 발표된 강동경희대학교병원 신원철 교수 등의 연구에 따르면 불면증 환자 40명을 대상으로 30명에게는 가바 영양제 300밀리그램을, 10명에게는 위약을 주고 4주간 매일 복용하게 한 결과 가바 투약군에서 통계적으로 수면 효율이 약 6.5퍼센트 증가했다고 합니다.[4]

또한 가바 영양제는 신경안정제의 대표적인 부작용인 낮 시간에 조는 현상이 없습니다. 비록 약만큼 효과가 강하지는 않아도 약에 의존하는 데 불안을 느끼는 불면 환자에게는 수면에 도움이 됩니다. 오랫동안 신경안정제를 복용해온 경우 신경안정제 양을 절반 정도로 줄이면서 가바나 테아닌, 마그네슘 등을 통해 보충하는 처방도 도움이 됩니다. 바로 약을 끊는 대신 천천히 부드럽게 줄여가는 방식으로 연착륙을 유도하는 것입니다.

천연 신경안정제, 테아닌

잠이 오지 않으면 허브차를 마셔보라는 조언은 많이 들어보셨을 것입니다. 그래서 의외로 녹차가 수면에 도움을 준다는 사실은 많이 알려져 있지 않습니다. 커피와 마찬가지로 카페인이 함유되어 있기에 잠을 방해한다고 생각하기 쉽지만, 녹차에는 테아닌이라고 하는 천연 유래 아미노산이 들어 있습니다. 참고로 이 테아닌은 보이차, 홍차, 녹차 등에도 많이 들어 있지요.

스트레스로 인한 대표적인 증상이 우울, 불안, 불면입니다. 나이가 들면 스트레스가 인지 기능을 저하시키기도 하지요. 그런데 테아닌은 앞서 설명한 것처럼 우리를 안정시켜주는 신경전달물질인 가바를 합성하는 과정에 필요한 아미노산입니다. 그래서 스트레스가 심한 경우도 테아닌을 처방합니다. 테아닌은 해외 온라인몰에서 구매할 수 있고, 국내 제약사에서도 진료실에 공급하고 있어서 상대적으로 쉽게 처방받을 수 있습니다.

녹차를 마시면 몸이 진정되면서 쉽게 잠들 수 있습니다. 하지만 물에 우려서 마시는 잎차보다는 찻잎 자체를 먹어야 수면에 필요한 테아닌을 충분히 섭취할 수 있어요. 흔히 말차라고 하는, 잎을 분쇄해서 만든 차가 더 효과적입니다.

2019년 〈영양소〉에 발표된 연구에 따르면 테아닌은 신경안정 효과가 뛰어난 영양제입니다. 이 연구에서는 30명을 대상으로 테아닌의 스트레스 완화 효과를 측정했습니다. 테아닌 200밀리그램을 4주 동안 처방했더니, 위약을 처방한 집단에 비해 스트레스로 인한 우울증, 불안, 수면 그리고 인지 기능까지 개선되었습니다.[5]

테아닌은 수면 개선뿐만 아니라 집중력 향상에도 도움이 됩니다. 이런저런 생각을 하느라 머릿속이 복잡해 쉽게 잠들지 못하는 경험을 한두 번, 혹은 자주 경험해봤을 것입니다. 어떻게 보면 걱정을 사서 하는 경우라고도 할 수 있는데, 이런 경우에는 낮에도 초조하고 불안하여 마음이 차분하지 않습니다. 저의 임상 경험에 의하면 테아닌은 낮 동안의 불안감을 개선하고 집중력을 높이는 데 효과가 좋았습니다. 그래서인지 수험생들에게는 집중력 개선제로도 알려져 있지요. 불안을 진정시키면 집중력이 높아지고 잠도 잘 잘 수 있기 때문입니다.

불안감을 진정시키기 위해서는 식후에 테아닌을 100~200밀리그램씩 나누어 복용하고 불면을 개선하고 싶으면 자기 전에 200밀리그램을 복용하면 좋습니다. 또는 좋은 녹차를 자주 마시는 것도 좋습니다. 이런 간단한 습관만으로도 수면제나 신경안정제를 쓰지 않고 불안과 불면을 극복할 수 있습니다.

가바와 테아닌을 함께 복용해도 될까

가바 영양제를 복용해서 신경을 안정시킬 수도 있겠지만, 아무래도 영양제인 만큼 수면제에 비하면 효과가 조금 약한 편입니다. 그렇다면 가바 영양제와 테아닌의 효과는 각각 어느 정도일까요? 만약 한 가지 영양제만 복용해서는 효과가 크지 않다면 가바 영양제와 테아닌을 함께 복용하면 어떨까요?

결론부터 말하면 가바 영양제와 테아닌을 같이 복용하면 효과가 더욱 좋습니다. 2019년도에 발표된 고려대학교 보건과학대

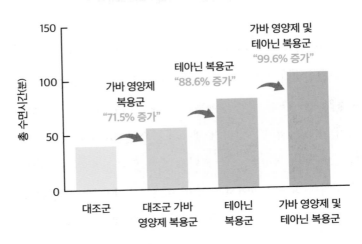

가바 영양제와 테아닌을 복용한 경우의 효과

학 서형주 교수 팀의 연구에 의하면 대조군에 비해 가바 영양제만 섭취한 집단은 71.5퍼센트, 테아닌만 섭취한 집단은 88.6퍼센트, 가바 영양제와 테아닌을 함께 섭취한 집단은 99.6퍼센트씩 수면 시간이 늘어났다고 합니다. 대조군과 가바 영양제와 테아닌을 함께 복용한 집단만 비교하면 수면 시간이 거의 두 배로 증가한 것이지요.[6]

실제로 저의 임상 경험에 비추어보아도 가바 영양제나 테아닌만 단독으로 처방할 때보다는 복합제 형식으로 처방할 때 수면의 질이 더 좋아지는 경우가 많습니다.

꿀잠을 돕는 미네랄, 마그네슘

마그네슘은 수면 외에 다른 문제로도 많이 복용해본 경험이 있으실 것입니다. 변비나 눈 떨림이 있는 경우에 마그네슘을 많이 복용하지요. 또한 수면 장애를 개선하는 데도 도움이 됩니다. 앞에서 살펴본 것처럼 가바의 생성에 필요한 미네랄이기 때문입니다. 그 밖에도 무려 300종에 달하는 체내 효소에 영향을 미치는 등 생화학 작용에 없어서는 안 될 미토콘드리아 부스터입니다.

미토콘트리아는 세포 안에 있는 작은 기관인데, 우리가 먹는 음식을 가수분해하여 아데노신삼인산adenosine triphosphate, ATP 이라고 하는 에너지로 전환합니다. 우리 몸의 에너지 발전소라고 할 수 있지요. 마그네슘은 미토콘드리아의 대사 과정에서 효소를 도와주는 조효소 역할을 합니다. 피곤할 때 마그네슘을 복용하면 도움이 되는 것은 이런 이유입니다.

마그네슘도 산화마그네슘, 구연산마그네슘 등 여러 가지가 있는데 그 용도가 조금씩 다릅니다. 산화마그네슘은 변을 묽게 만드는 변비 개선 목적으로 많이 사용되며 눈 떨림 같은 마그네슘 결핍 증상에 효과적입니다. 자궁수축으로 인한 통증이나 생리통 등에도 도움이 되지요. 횡문근 근육을 이완해주는 효과가 있기 때문입니다. 하지만 마그네슘을 너무 많이 섭취하면 소화기계의 불편감을 느낄 수 있습니다. 그 경우에는 위장 장애가 덜한 구연산마그네슘이 대안이 됩니다.

수면 장애를 개선하기 위한 목적이라면 트레온산마그네슘을 복용하는 것이 좋습니다. 수면에 영향을 미치려면 마그네슘이 뇌까지 작용해 가바 생성에 도움을 주어야 합니다. 그런데 우리 몸에는 뇌혈관장벽blood-brain barrier, BBB이 존재합니다. 뇌에서 일어나는 신경전달물질이나 호르몬의 작용 등은 매우 중요하기에 외부 물질이 뇌로 쉽게 들어가지 못하게 막는 장벽이지요. 뇌혈관장벽은 해로운 물질로부터 뇌의 기능을 지키는 데 도움을 주지만, 한편으로는 뇌에 작용해 치료 기능을 하는 약물도 막습니다. 이 장벽을 통과하지 못하면 약의 효과가 떨어질 수밖에 없습니다. 트레온산마그네슘은 뇌혈관장벽을 통과하는 마그네슘으로 '뉴로마그Neuro-Mag'라는 상품명으로 유통되고 있어, 해외 온라인몰에서 직접 구하거나 병원에서 처방받을 수도 있습니다. 마그네슘은 가성비가 높은 불면 치료제로 저 역시 진료실에서 환자에게 자주 처방합니다. 특히 인지 기능 개선에도 좋아 60대 이상에게 추천합니다.[7]

그렇다면 마그네슘의 수면 개선 효과는 어느 정도일까요? 수면과 마그네슘의 연관성을 연구한 3개 임상 연구를 종합적으로 분석한 결과, 마그네슘을 복용한 집단이 그렇지 않은 집단보다 수면의 양이나 질이 다소(약 17분 연장) 개선되었다고 합니다.[8] 효과는 크지 않지만 마그네슘 보충제는 다른 영양제에 비해 비교적 저렴하다는 장점이 있습니다. 이 연구들에서 사용된 마그네슘은 일반적인 산화마그네슘이고 앞서 언급한 트레온산마그네슘의 효과에 대한 연구는 아직 나오지 않았습니다. 그러나 지금까지 임상에서 처방해본 경험에 따르면 트레온산마그네슘이 기존의 마그네슘보다 더 효과적이었습니다.

또한 마그네슘은 체내 에너지를 올리고 근육 긴장도를 낮추며 변비도 개선하는 등 여러 가지로 좋은 점이 많습니다. 따라서 긴장에 의한 불면을 경험하고 있다면 도움이 됩니다. 또한 마그네슘과 마찬가지로 칼슘도 근육을 이완시키고 혈압 및 긴장도를 낮춰줍니다. 긴장 완화 효과를 높이고 싶다면 마그네슘과 칼슘을 함께 복용하는 것도 좋습니다.

수면에 도움을 주는 과일,
허브 영양제

신경전달물질인 세로토닌이나 멜라토닌 호르몬 생성을 돕거나 가바를 생성하는 데 도움을 주는 영양제 외에도 수면에 도움을 주는 영양제는 많습니다. 대표적으로 비타민 D가 수면에 도움을 준다고 알려져 있지요. 또는 방송에서 자주 등장하는 타트체리라는 체리류 과일의 추출물도 주된 기능은 수면을 돕는 것입니다. 또 잠이 오지 않으면 허브차를 마시라는 조언에서도 짐작할 수 있듯 허브 중에서도 수면에 도움을 주는 종류가 있습니다. 그러면 이러한 영양제에는 어떤 것들이 있고, 얼마나 효과가 있을까요?

햇볕을 통해 합성되는 비타민 D

앞에서 비타민 B6가 가바 생성에 도움을 주는 기전을 살펴보았습니다. 하지만 수면에 영향을 주는 비타민이라고 하면 비타민 D를 떠올리는 경우가 더 많을 것입니다. 잠이 오지 않아서 비타민 D를 복용해봤다는 주변의 후기도 심심치 않게 접해볼 수 있고요. 비타민 D는 물질 대사나 신체 기능을 조절하는 데 필수적이며, 뇌의 여러 기능에 작용하는 영양소입니다.

비타민 D는 다른 비타민과 다르게 음식을 섭취해서 얻을 수 있는 영양소가 아닙니다. 햇볕을 쬐면 우리 몸에서 자연스럽게 합성되는 비타민이지요. 우리 몸은 낮에 햇볕을 통해 비타민 D을 합성하고 밤에는 멜라토닌을 만들어 분비하는 생체 리듬을 따릅니다. 따라서 오전 10시~오후 3시 사이에는 햇볕을 꼭 쬐는 것이 좋으며 일주일에 2~3회, 자외선 지수가 5~7일 때 팔과 다리가 보이는 상태에서 10~20분 정도 쬐는 것이 좋습니다. 가능한 자외선 차단제를 바르지 말고 햇볕에 노출되어야 비타민 D 합성에 도움이 됩니다. 물론 겨울에는 현실적으로 팔과 다리를 노출하며 산책하기는 힘들기에 집의 유리창으로 들어오는 햇볕을 쬐는 것도 좋습니다.

비타민 D가 햇볕을 통해 우리 몸에서 합성된다는 말은, 외출을 거의 하지 않고 실내에서만 지내는 사람이 수면 장애에 쉽게 시달린다는 의미이기도 합니다. 실제로 수면 장애를 호소하는 분들을 보면 낮에는 집에서 지내고 밤에 돌아다니는 사람이 많아요. 비타민 D가 부족하면 생체 리듬이 고장 나고, 수면 호르몬인 멜라토닌도 감소합니다. 설문 및 혈액 검사 방법으로 연구한 21개 논문 을 분석한 결과, 혈액 내 비타민 D 농도가 낮은 사람은 혈액 내 비타민 D 농도가 정상인 사람에 비해서 불면증이 있는 것으로 밝혀졌습니다.[9]

비타민 D는 우리 몸에서 자연스럽게 합성되기 때문에 따로 보충할 필요가 없다는 의견도 분분합니다. 하지만 골밀도가 낮거나, 면역이 떨어지거나 임산부 등에서는 비타민 D 복용을 고려해볼 수 있습니다. 그렇다면 영양제를 통해 비타민 D를 복용하면 정말로 잠을 잘 잘 수 있을까요?

앞서 살펴본 임상 연구는 단면적인 연구라서 정확한 결론을 내기 어렵습니다. 제대로 그 효과를 알아보려면 비타민 D를 복용한 집단과 위약을 복용한 집단의 수면 개선 수준을 측정해 분석해야 하지요. 실제로 이 주제를 다룬 4건의 임상 연구 논문을 종합적으로 분석한 결과, 비타민 D를 보충한 집단은 위약을 복용한 집단에 비해 수면이 개선되었다는 사실을 알 수 있습니다.[10] 비타민 D를 보충하면 신진대사가 활성화되어 활력을 찾을

비타민 D의 불면 치료 효과

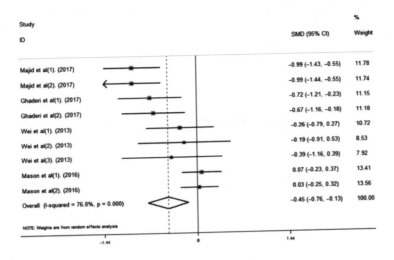

수도 있지만 생체 리듬을 회복시켜 수면의 질을 높이는 데도 도움이 됩니다.

비타민 D는 다른 영양제와 달리 간에서 오랫동안 저장되면서 조금씩 표적 장기에서 사용되기에 상대적으로 과다 복용해도 큰 문제가 없습니다. 다만 드물게 골흡수 증가에 의한 고칼슘혈증, 고인산혈증 및 고칼슘뇨증 등의 부작용이 나타날 수 있습니다. 만약 비타민 D를 복용하던 중에 오심을 동반한 위장관 이상, 신경 근육 이상, 갈증 등을 느낀다면 부작용을 의심해야 합니다. 그

럼에도 불면 외에도 많은 질병을 예방하고 치료하는 데 사용되는 대표적인 영양소이자 평소 야외에서 햇볕을 충분히 쬐지 못하는 한국인들에게는 꼭 필요한 영양제라고 할 수 있습니다.

우유 단백질에서 추출한 락티움

락티움은 우유 단백질에서 유래한 성분입니다. 우유 안의 카제인이라는 단백질로 만든 유단백가수분해물이지요. 아이들이 우유를 먹으면 잘 자는 경우가 많은데, 이는 락티움이 가바 수용체의 알파 유닛과 결합해 가바를 활성화하기 때문입니다. 즉 몸을 진정시켜서 잠드는 데 도움을 주는 것이지요.

락티움의 수면 개선 효과는 2019년 〈영양소〉라는 학술지에 발표되었습니다. 이화여자대학교 목동병원의 이향운 교수팀에서 발표한 이 연구에서는 48명의 참가자에게 총 12주 동안 각각 락티움과 위약을 투여해 그 효과를 비교 분석했습니다. 그 결과 락티움을 투여한 집단이 위약을 투여한 집단보다 피츠버그 수면 질 지수 등을 바탕으로 평가한 수면 효율이 증가되었다고 합니다. 이 기간 동안 락티움을 복용한 집단에서 큰 부작용은 나타나지 않았습니다.[11]

미국의 FDA에서도 락티움의 효과로 스트레스 완화와 수면의 질 개선에 도움이 된다고 밝히고 있습니다.

임산부를 위한 안전한 수면 영양제, 이노시톨

수면 장애로 고생하시는 분들 사이에서 이노시톨이라고 하는 영양제로 효과를 보았다는 후기가 종종 보입니다. 이노시톨은 비타민 8이라고도 불리는 체내 세포막의 인지질을 구성하는 성분으로, 세포막에서 신호 전달에 관여하는 물질입니다. 혈당 조절에 필수적인 인슐린 저항성을 개선하고 세로토닌과 도파민 등 신경전달물질에 영향을 미치며, 뇌세포의 신진대사에 도움이 되어 불면에도 효과적이라고 알려져 있습니다. 이노시톨은 또한 호르몬의 활동을 조절하는 데 도움을 주어서 다낭성 난소 증후군 같은 호르몬의 불균형 치료에도 사용됩니다. 그 외 여드름, 탈모, 무월경 등에도 도움이 되는 영양소입니다.

이노시톨 관련 연구로는 임산부의 불면에 관한 자료가 있습니다. 임산부의 경우 다양한 이유로 불면이 생기는 경우가 많습니다. 만삭이 되면 배가 불러서 잠을 못 자는 사람도 있고 호르몬의 변화 때문에 잠을 못 자기도 합니다. 수면 장애로 고통 받는 임산부를 위해 안전하게 쓸 수 있는 영양제가 없을까요?

이 연구는 이란에서 14주 이상의 산모 60명을 대상으로 각각 이노시톨과 위약을 10주간 투여한 후 수면의 양과 질을 측정했습니다.[12] 결론적으로 이노시톨 2,000밀리그램을 10주간 사용한 집단에서 임산부의 수면의 질이 개선됐고 발의 부종도 좋아졌다고 합니다. 주변의 임산부가 수면 장애를 호소하면 이노시톨을 권합니다. 또한 앞서 말한 대로 생리 불순이나 다낭성 난소 증후군을 앓는 환자의 불면증에도 도움이 되는 영양제입니다.

숙면을 돕는 과일, 타트체리

'타트체리'라고 방송에 자주 등장하는 과일이 있습니다. 일반 체리보다 산미가 강한 체리로, 터키, 러시아, 폴란드가 원산지입니다. 멜라토닌, 오메가6 지방산, 칼슘, 철분 등의 성분이 함유되어 있어 수면에 도움이 된다고 알려진 과일이지요.

방송에 자주 나온다고 다 좋다고 할 수는 없지만 타트체리는 방송에 나올 만한 근거가 있기는 합니다. 2011년 〈유럽영양학저널European Journal of Nutrition〉에 타트체리의 효과에 대한 연구가 실렸습니다. 영국에서 진행된 이 임상 시험은 20명의 자원자를 대상으로 그중 절반은 위약을, 나머지 절반은 타트체리액을 일주일 간 복용하게 한 뒤 수면과 관련된 지표를 평가하는 방식으로 이루어졌습니다. 그 결과 위약을 복용한 집단에 비해 타트체리액을 복용한 집단에서 수면의 양과 질이 모두 개선되었고 소변을 통해 측정한 멜라토닌 대사물도 증가했다는 사실을 알 수 있었습니다.[13] 타트체리가 멜라토닌을 증가시키고 그 결과 수면의 질을 향상시킨다는 연구 논문은 2011년 이후에도 2편 정도 더 발표되었지만, 임상 규모가 작아 참고할 정도는 아닙니다.

타트체리에는 안토시아닌, 베타카로틴, 플라보노이드, 클로로겐산 등 항산화 물질도 풍부해 심혈관 건강에도 도움을 주며 염증 및 통증을 완화시키고 면역력도 증강시켜줍니다.

수면에 도움되는 허브들

잠이 잘 오지 않을 때 허브차를 마셔보라는 팁도 자주 돌아다닙니다. 허브는 독특한 향을 지닌 식물로 약용으로 주로 사용되며 종류가 무척 많습니다. 음식에 자주 사용되는 바질, 로즈마리도 허브의 일종입니다. 이런 허브 가운데 실제로 수면에도 도움이 되는 허브가 있습니다. 음식에 넣어 향을 즐기는 것과 달리 직접 섭취할 때 효과를 발휘합니다. 그래서 이런 허브는 성분을 압축해 영양제로 유통되지요.

불면 치료에 가장 유명하고 인기 있는 허브는 서양고추나물*Hypericum perforatum*입니다. 성요한초라고도 하지요. 불안을 진정시키고 불면을 개선한다고 알려져 있습니다. 우울감을 나아지게 하는 효과도 있어 약한 우울감의 증상을 완화하는 데도 도움이 됩니다.

흔히 로디올라*Rhodiola rosea*라고 하는 허브는 신경전달물질에 영향을 주어 우울감을 경감시킵니다. 항우울제보다도 더 좋은 효과를 보인다는 연구도 있으나[14] 아직까지는 보조 요법으로 사용되고 있습니다.

일반적으로 잠이 오지 않을 때 많이 추천하는 허브는 캐모마일입니다. 국화과에 속하는 풀로, 예로부터 수면을 돕고 소화불량과 불안 증상을 진정시키는 효과가 있어서 자주 사용되었습니다. 아피제닌*apigenin*이라는 성분이 들어 있는데, 이 성분은 몸을 나른하게 하고 졸리게 하는 효과가 있습니다.

레몬밤*Melissa officinalis*도 수면에 도움이 됩니다. 레몬밤은 민트과의 허브인데, 스트레스를 완화하고 긴장을 줄여주는 효과가 있습니다. 서양에서는 중세 시대 이전부터 상처를 치유하고 불면을 개선하며 마음을 편하게 하고 소화불량을 호전시키기 위해 사용되었다는 기록이 있습니다.

　쥐오줌풀이라고 알려져 있는 발레리안도 불면을 개선하는 데 도움을 줍니다. 뿌리에서 쥐오줌과 비슷한 냄새가 난다고 해서 쥐오줌풀이라는 이름이 붙었는데, 생약 성분의 수면제 중에도 이 허브의 성분을 이용하는 것들이 많습니다. 꽃은 향수의 원료로 사용되며, 약효를 얻기 위해 복용하는 것은 뿌리 부분입니다. 발레리안 뿌리의 성분 중 발레리닉산valerian acid은 가바의 활동을 촉진시켜 불안한 마음을 진정시켜줍니다. 긴장을 완화하고 마음을 편안하게 해주는 데 도움이 된다고 해서 천연 발륨(valium, 안정제의 일종)이라고 불립니다. 하지만 특유의 향으로 인해 쉽게 복용하기 힘든 풀이기도 합니다.

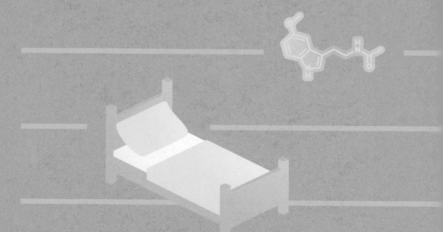

제5강

꿀잠을 위한

수면 습관

술을 마시면
푹 잘 수 있을까

수면 장애가 찾아오면 가장 먼저 시도하는 방법은 수면 습관, 행동의 변화입니다. 다들 이런저런 방법을 많이 시도해보셨을 거예요. 잠들기 전에 샤워를 한다거나 따뜻한 우유를 마신다거나 하는 식이지요. 술을 마시는 방법도 있는가 하면 ASMR을 듣는 방법도 있습니다. 유튜브에 '수면 영상'이라고 검색하면 잘 때 듣기 좋은 소리를 모아놓은 영상도 많습니다.

앞에서 수면 장애를 치료하기 위한 수면제, 호르몬 요법, 수면 영양제 사용법 등을 알아보았지만 사실 가장 중요한 부분은 평소의 수면 습관입니다. 아무리 수면제를 복용해 억지로 잠을 자게 한다고 해도 행동의 변화가 수반되지 않으면 일시적인 처방에 그치고 맙니다.

이 장에서는 비약물적 방법을 이용한 수면 관리 방법을 알아보려 합니다. 수면에 대해 널리 알려진 잘못된 상식을 바로잡고 올바른 수면 방법을 소개할 것입니다. 또 다양한 연구 결과를 바탕으로 이런 비약물적 수면 관리 방법이 얼마나 도움이 되는지도 알아보겠습니다.

술을 마시면 잠이 잘 올까

술을 마시면 잠을 잘 잘 수 있다고들 합니다. 실제로 진료실을 찾아오는 환자분 중에도 밤에 잠이 잘 오지 않아 술을 마시는 경우가 제법 많습니다. 잠을 자야 하는데 세 시간이 넘도록 눈이 말똥말똥하니 시험 삼아 한 잔 마셔봤다가 신기하게도 바로 잠드는 경험을 해보고는 매일 술을 마시고 잠을 청한다고 합니다.

그렇다면 술을 마시고 잠드는 방법은 과연 효과적일까요?

결론부터 말하자면 알코올이 바로 잠들게 해주기는 하지만 수면의 질은 오히려 떨어트립니다.

다시 한번 수면 주기 그래프를 보겠습니다. 음주는 졸림, 얕은

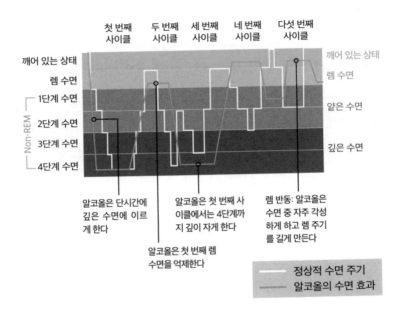

수면에 미치는 알코올의 영향

첫 번째 사이클　두 번째 사이클　세 번째 사이클　네 번째 사이클　다섯 번째 사이클

깨어 있는 상태
렘 수면
1단계 수면
2단계 수면
Non-REM
3단계 수면
4단계 수면

깨어 있는 상태
렘 수면
얕은 수면
깊은 수면

알코올은 단시간에 깊은 수면에 이르게 한다

알코올은 첫 번째 사이클에서는 4단계까지 깊이 자게 한다

렘 반동: 알코올은 수면 중 자주 각성하게 하고 렘 주기를 길게 만든다

알코올은 첫 번째 렘 수면을 억제한다

─── 정상적 수면 주기
─── 알코올의 수면 효과

잠, 깊은 잠의 순서를 거쳐 잠드는 과정을 무시하고 바로 뚝 떨어지듯 잠들게 합니다. 보통은 천천히 단계적으로 잠에 드는데 술을 마시면 바로 곯아떨어집니다. 술자리에서 잠드는 것이 바로 이 경우입니다. 알코올이 뇌하수체에 미치는 영향은 매우 강합니다. 그래서 마시면 바로 진정 작용을 하면서 수면 초기에 깊은 잠을 자게 하지요. 여기까지만 보면 빠르게 깊은 잠을 잘 수 있으

니 효과적이라고 생각할 수도 있습니다. 문제는 깊은 잠에서 다시 얕은 잠으로 가는 도중에 깨버린다는 점입니다. 수면 주기가 무너지는 것이지요. 깊은 잠과 얕은 잠을 주기적으로 반복해야 건강한 수면이라고 할 수 있는데, 술을 마시면 이 수면 주기의 중간에 자꾸 깨게 됩니다. 그래서 수면 장애를 겪는 중에 술을 마셔서 빠르게 곯아떨어지면 깨어날 때 개운하지 못하고 기분이 좋지 않습니다. 특히 술을 마시면 체온이 계속 오르락내리락합니다. 수면 시 체온에 대해서는 뒤에서 더 알아보겠지만, 모든 변수를 고려했을 때 결과적으로 술은 수면에 방해가 됩니다.

술을 마시면 생체 리듬이 깨지고 멜라토닌 분비량이 20퍼센트 정도 감소한다는 연구 결과도 있습니다.[1] 그래서 술기운을 빌려 잠을 자려고 해서는 안 됩니다. 무엇보다 술은 한번 마시기 시작하면 매일 마시게 됩니다. 중독성이 매우 강하지요. 그래서 간 수치가 올라가며 몸이 급격히 망가집니다. 술을 계속 마시다 보면 살이 찌고 살이 찌면 다시 잠을 못 자게 되는 악순환이 계속됩니다. 따라서 음주를 통한 수면은 피해야 합니다.

ASMR을 들으면 도움이 될까

ASMR이라는 말을 유튜브 등에서 자주 들어보셨을 것입니다. 흔히 바람 부는 소리, 연필로 글씨 쓰는 소리, 바스락거리는 소리를 두고 ASMR이라고 하지요. ASMR은 '자율 감각 쾌락 반응au-tonomous sensory meridian response'의 약자입니다. 우리 몸의 자율신경 중 교감신경을 낮추고 부교감신경을 활성화하는 듣기 좋은 소리를 말합니다. 요즘은 적당한 백색 소음white noise이 있어야 공부가 더 잘 된다고 하면서 지나치게 조용한 독서실보다는 카페에서 공부를 하는 사람들도 많지요. 백색 소음처럼 일상적이고 듣기 좋은 소음은 집중하는 데 방해되는 소음을 막아주는 효과가 있습니다. 말하자면 ASMR도 결국은 각자 듣기 좋은 소리를 의미하는 것입니다. 그렇다면 ASMR은 수면에 도움이 될까요?

결론부터 말하자면 ASMR은 불안으로 인한 입면 장애에는 어느 정도는 도움이 됩니다.[2] 그러나 깊은 잠을 유지하는 논렘 수면 주기에는 방해 요인이라 크게 추천하지는 않습니다. 하지만 몇 번 시도해봤는데 잠들 때 효과가 있었다면 수면 초기에만 잠깐 흘러나오다가 자동으로 꺼지게 하는 스마트폰 설정 등을 사용하면 도움이 됩니다. 요즘은 디지털 헬스케어가 발달하면서 개인 맞춤으로 수면에 도움이 되는 음원을 들려주고 입면 후에는 자동으로 꺼지는 제품도 있습니다. 침실의 조도까지 함께 조절해서 최적의 수면 생체 리듬을 유지하게 해주는 스마트 제품도 많습니다.

수면에 도움이 되는
운동은 따로 있다

직관적으로 생각하기에 운동은 수면에 도움이 된다고 생각하기 쉽습니다. 운동은 어쨌거나 좋으니까요. 몸을 지치게 만들어서 더 잘 자게 해줄 것 같지요. 하지만 운동은 언제 얼마나 하느냐에 따라서 그 효과가 달라집니다.

우선 근본적으로 운동하지 않는 집단은 운동하는 집단에 비해서 불면을 경험할 가능성이 높습니다. 운동하지 않는 집단과 운동하는 집단은 총 수면 시간에서 차이가 나요. 실제로 운동과 수면의 상관관계를 연구한 결과에 따르면 16주 정도 운동을 지속한 집단은 그렇지 않은 집단에 비해 수면 장애가 개선되었다고 합니다.[3] 잠들기까지 걸린 시간도 운동을 한 집단이 훨씬 짧았습니다.

그런데 이 연구에서 말하는 운동은 낮에 하는 중등도의 운동을 말합니다. 중등도 운동이란 고강도에 가까운 높은 수준의 운동을 말합니다. 220에서 나이를 빼면 최대심박수가 나오는데, 그 최대심박수의 50~70퍼센트에 달하는 심박수가 나올 정도의 운동이지요. 100미터 달리기를 했을 때 심박수가 최대 200회 정도(최대심박수)라고 하면, 심장이 1분에 100~140회 정도 뛰게 만드는 운동을 말합니다. 이런 중등도의 유산소 운동을 일주일에

운동의 수면 개선 효과

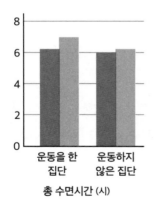

총 수면시간 (시)

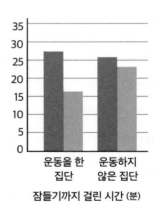

잠들기까지 걸린 시간 (분)

■ 운동 시작 전　■ 16주 후

150분 이상 혹은 고강도(최대심박수의 70퍼센트 이상)의 유산소 운동을 일주일에 75분 이상 해야 수면에 도움이 됩니다. 일주일에 적어도 사흘 이상, 연속해서 이틀 이상은 쉬지 않게 하면 더욱 좋습니다.

수면에 도움이 되는 운동은 생각보다 그 수준이 격렬합니다. 앞에서도 말했던 것처럼 생체 리듬 관점에서는 낮에 움직이고 밤에 자는 것이 제일 좋지요. 잠이 너무 오지 않는다고 동네를 한 바퀴 뛰고 들어와 바로 누우면 오히려 잠이 더 오지 않습니다. 심장이 계속 뛰고 있으니 몸이 진정되지 않아 잠이 오지 않아요. 따라서 적어도 잠들기 3시간 전에는 운동을 마치는 것이 좋습니다. 다만 저녁을 가볍게 먹고 산책하는 정도의 운동은 도움이 됩니다. 따라서 수면 개선을 위해 운동하는 방법을 고려하고 있다면 단순히 운동을 하는 데 그치지 말고 운동하는 시간과 강도에도 신경을 써야 합니다.

맨발 걷기는 수면에 도움이 될까

맨발 걷기를 통해 건강을 되찾았다는 이야기가 많습니다. 그래서인지 요즘 맨발 걷기를 시도하는 분들을 많이 봅니다. 지방

자치단체는 산책로나 둘레길에 자갈과 황토를 깔아서 맨발로 걸어 다닐 수 있는 환경을 제공하고 있습니다. 저도 얼마 전에 안산 둘레길에서 맨발로 걸어보았는데 너무 발이 차가워서 금방 포기했지만 어렸을 때 맨발로 놀던 기억도 떠오르고 발에 지압이 되니 기분이 좋아졌습니다.

맨발 걷기의 효과는 많은 사람들의 입을 통해 전해지고 있습니다. 고혈압, 당뇨, 고지혈증 약을 복용하던 사람도 약 없이 지낼 수 있게 되었다고 하고, 뇌졸중이나 암 같은 중증 질환이 나았다는 사람도 있습니다.

우리의 발에는 한쪽에만 26개의 뼈, 33개의 관절, 100개가 넘는 인대와 근육, 신경이 분포되어 있습니다. 이 근육과 신경 및 발에서 시작되는 혈관과 림프절은 몸 전체로 연결되어 있습니다. 원래 인류는 신발 없이 맨발로 걸어다니던 동물이고 발의 자극을 통해 신진대사가 촉진되도록 설계되어 있습니다. 따라서 맨발로 걷는 행위가 우리에게 더 자연스러운 것일지도 모릅니다. 맨발에서 자극되는 신경은 에피네프린, 노르에피네프린 등의 호르몬과 도파민 같은 신경전달물질의 분비를 억제하고 혈관 내피세포 기능을 활성화하며 혈관의 탄성도를 높여 혈압도 안정화시키기 때문입니다.

맨발 걷기는 우울증 완화에도 도움이 됩니다. 우울증을 겪는 사람들은 몸과 마음이 지쳐 집에만 갇혀 살기 쉬운데, 사람들과 어울려 숲의 풍경을 보면서 흙의 냄새를 맡고 흙과 자갈 위를 맨발로 걸으면 시각, 후각, 촉각 등 다양한 감각 기관을 자극하기 때문입니다. 실제 흙 속의 지오스민(geosmin, 토양에서 독특한 흙냄새를 유발하는 화학물질)은 나무가 뿜어내는 피톤치드처럼 심리적 안정감을 주는 효과가 있으며 맑은 공기를 마시고 햇볕을 쬐면 세로토닌이 더 많이 분비됩니다. 무엇보다 수면 호르몬인 멜라토닌 분비를 촉진해 수면의 양과 질을 동시에 향상시킬 수 있습니다. 그렇다면 맨발 걷기는 수면에도 도움이 될까요? 만약 도움이 된다면 수면 개선 효과는 어느 정도일까요?

2022년 〈헬스케어Healthcare〉라는 저널에 실린 연구에 따르면 22명의 알츠하이머 환자를 대상으로 12주 동안 꾸준히 맨발 걷기를 실시했더니 피츠버그 수면의 질 지수가 호전되었습니다. 같은 조건에서 대조군은 수면의 질이 0.3점 좋아진 반면, 맨발 걷기를 실천한 집단의 수면의 질은 3점 상승하여 대조군에 비해 수면 개선 효과가 10배에 달했습니다. 맨발 걷기가 수면의 질과 양을 모두 향상하는 데 도움이 된 것이지요.[4]

하지만 맨발 걷기가 건강에 도움이 된다고 해도 주의할 점이 있습니다. 관절이나 인대, 힘줄 등 근골격계에 무리가 따를 수 있다는 점입니다. 등산화 같은 신발을 신으면 걷거나 달릴 때 관절이 받는 압력이 분산되지만, 맨발로 걸으면 체중 부하가 고스란히 발목과 무릎 관절에 집중되어 통증이나 염증이 생길 수 있습니다. 더 나아가 인대가 손상되거나 연골이 다칠 우려도 있어요. 비탈길이나 땅이 고르지 않은 숲보다는 잘 정리된 평지의 숲길이나 공원을 천천히 걷는 편이 바람직합니다. 특히 고령층은 발바닥의 지방층이 줄어든 상태에서 갑자기 맨발로 자극을 가하면 족저신경이 눌리면서 족저근막염이 올 수 있습니다. 뭐든 지나치면 부족한 것보다 문제가 생기기 마련입니다.

성관계도 수면에 도움이 된다

많은 사람들이 성관계 후에 깊은 잠을 잘 수 있었다고들 합니다. 단순히 기분 탓인지 아니면 정말로 과학적인 이유에서 성관계가 잠을 깊이 잘 수 있게 해주는 것인지 의문을 표하기도 하는데, 아주 근거가 없는 것은 아닙니다. 성관계 중에는 '사랑 호르몬'이라고 알려진 옥시토신이 분비됩니다. 이 호르몬은 몸을 긴장하게 하는 스트레스 호르몬인 코르티솔의 효과를 떨어뜨려 안정감과 해방감을 느끼게 합니다. 그래서 좀 더 쉽게 잠들 수 있게 해주지요. 또한 성관계 중의 오르가슴으로 세로토닌이 분비되기도 하는데, 이는 수면을 유도하는 멜라토닌 생성을 돕습니다.

2020년 〈성의학 저널Journal of Sexual Medicine〉에 발표된 한 연구 결과에 따르면 120명의 이란인을 대상으로 실시한 3개월간의 관찰 결과 성행위가 활발한 집단이 그렇지 않은 집단보다 수면의 양과 질이 통계적으로 유의미하게 좋았다고 밝혔습니다.[5]

호주의 또 다른 연구팀은 800명의 남녀를 대상으로 수면과 성생활에 조사했습니다. 그 결과 여성의 59퍼센트, 남성의 68퍼센트가 잠들기 전 성관계를 하면 수면의 질이 좋아졌다고 답했습니다. 특히 여성의 69퍼센트와 남성 74퍼센트는 오르가슴을 느낄 경우 잠을 더 잘 잤다고 답했습니다. 잠자리 상대가 없는 경우 자위 행위도 숙면에 도움이 되었다고 했습니다. 성관계가 수면의 질에 미치는 영향은 남성이 여성보다 더 컸는데, 이에 대해 연구팀의 미셸 라스텔라Michele Lastella 수석 연구원은 "성관계를 했을 때 남성이 오르가슴을 느낄 가능성이 더 높기 때문"이라고 설명했습니다.[6] 따라서 수면 장애도 해결하고 부부 사이도 더욱 건강하게 만드는 적극적인 부부 관계를 권합니다.

편안한 밤을
보내게 하는 식사

앞에서 잠깐 이야기했지만 낮에는 활동하고 저녁에는 잠을 자던 원시인의 DNA는 지금 우리에게도 그대로 남아 있습니다. 잠과 관련해 우리 선조들의 삶을 한번 생각해보세요. 밤을 밝힐 조명이 마땅치 않으니 해가 떨어지기 전에 모닥불 앞에 모여서 식사하고 빈속을 유지할 수밖에 없는 상태에서 잠들었지요. 즉 너무 늦은 시간에는 음식을 먹지 않았던 것입니다. 그렇다면 최적의 수면을 취하기 위해서는 언제, 어떤 음식을 먹어야 도움이 될까요?

야식과 불면

야식은 수면 장애의 큰 원인 중 하나입니다. 평소 늦게 자는 습관이 있거나 집에서 혼자 생활하는 경우, 혹은 낮에 굉장히 고단한 일을 하는 경우에 야식을 자주 먹지요. 감정 노동에 지쳐서 스트레스가 쌓인 상태로 귀가하면 스트레스를 해소하려고 밤 10시부터 시작하는 드라마, 11시에 방영하는 예능 프로그램을 보고 이어서 SNS 삼매경에 빠져 수면에는 신경을 쓰지 않습니다. 자야 할 시간에 깨어 있으니 배고픔에 야식을 배달시킵니다. 문제는 이 야식을 소화시키느라 에너지를 많이 쓰면서 잠이 안 온다는 점입니다. 이를 '야식 증후군'이라 표현하기도 합니다.

잠을 못 자서 제 진료실로 찾아오는 환자 중에는 학생도 많은데, 매일 밤 치킨과 피자를 배달시켜 먹는 경우도 있었습니다. 그런 야식을 먹지 않으면 스트레스를 감당할 수 없다고 해요. 그런데 이런 분들은 보통 음식을 소화시키느라 새벽 3시쯤 잠들게 됩니다. 게다가 그렇게 늦게까지 깨어 있어도 소화를 충분히 시키지 못하고 잠들기 때문에 역류성 식도염까지 같이 오는 경우가 많아요. 그러니 살은 찌고 잠은 더 못 자는 악순환에 빠집니다. 아침에 등교하려면 일찍 일어나야 하는데 새벽 3시에 잠자는 생활이 습관이 되어 있으니 일상생활도 쉽지 않지요.

우리 몸이 음식을 소화하는 시간은 정해져 있습니다. 소화하는 능력도 생체 리듬의 영향을 받습니다. 소화가 가장 잘 되는 시간은 역시 아침 시간입니다. 오전에 코르티솔 수치가 올라가면서 대사가 빨라지기 때문입니다. 특히 성장기의 청소년은 대사가 더욱 빨라서 아침을 먹은 지 얼마 안 되어서 금방 배가 고파지곤 합니다. 그러나 오후가 되면 코르티솔 수치가 떨어지고 대사가 느려져 소화 능력도 함께 떨어집니다. 그러나 현대인은 이런 생체 리듬과 반대로 아침 식사는 거의 하지 않는 반면 회식이나 야식 등 잘못된 식문화로 저녁에 음식을 더 많이 먹는 경우가 많습니다. 이런 식습관은 비만의 주범이기도 하지만, 소화가 안 된 상태에서 잠을 자게 해 수면 장애를 부르는 또 다른 원인이 되기도 합니다.

허기로 인해 잠이 오지 않는 경우에는 1시간 이내로 소화할 수 있는 음식을 가볍게 먹고 자는 것도 도움이 됩니다.

숙면을 방해하는 음식, 숙면을 돕는 음식

음식을 먹는 시간도 중요하지만, 어떤 음식을 먹느냐도 수면의 질에 큰 영향을 미칩니다. 수면에 도움이 되는 음식은 따로 있지요. 물론, 음식이 수면에 좋고 나쁜지를 떠나 자기 전에 먹는 음식은 거의 전부 수면을 방해합니다. 빈속에 잠을 자야 가장 좋다는 점을 기억하세요.

수면을 방해하는 대표적인 음식으로는 치킨 등의 고기, 매운 면요리 등이 있습니다. 소화가 잘 안 되기 때문이에요. 커피나 초콜릿 등 카페인이 들어 있는 간식류, 토마토나 브로콜리처럼 식이 섬유소가 풍부해 소화가 안 되는 과채 및 야채 등도 수면에 좋지 않습니다.

음식마다 소화되는 시간이 조금씩 다른데, 연한 음식일수록 소화에 소요되는 시간이 적습니다. 영양소별로 우리 몸에 흡수되

수면과 음식의 관계

수면에 도움을 주는 음식	수면을 방해하는 음식
감자	치킨 등 육류
상추	매운 음식
양파	커피, 초콜릿 등 카페인이 들어 있는 간식
바나나	토마토, 브로콜리
호두 등 견과류	
체리류 과일	
캐모마일 등 허브차	
따뜻한 우유	

는 시간도 달라요. 탄수화물은 1~2시간, 식이섬유는 3~4시간, 단백질은 4~5시간, 지방은 7~8시간 정도 걸립니다. 이 점을 고려해서 음식을 관리하면 도움이 됩니다.

　숙면에 도움이 되는 음식으로는 감자처럼 비교적 소화가 잘되는 음식이나 수면에 도움을 주는 락투세린lactucerin이라는 성분이 많이 들어 있는 상추, 뇌혈관 작용에 도움이 되는 알리신allicin과 케르세틴quercetin 등의 성분이 많이 들어 있는 양파, 트립토판이 많이 들어 있는 바나나와 호두 등 견과류, 따뜻한 우유, 멜라토닌 합성에 도움이 되는 체리류, 캐모마일 등 숙면에 도움이 되는 허브차가 대표적입니다.

최적의 침실 환경을 찾아서

개운하게 자고 일어나려면 수면 환경도 무척 중요합니다. 평소 잠을 자는 데 어려움을 겪고 있다면 더욱 그렇습니다. 잠드는 데 어려움을 겪어본 적이 있다면 이불이나 베개를 계속 바꿔가면서 어떤 것이 가장 좋은지 고민해본 적도 있을 것입니다. 물론 잠이 잘 오지 않기 때문에 주변 환경의 불편함을 예민하게 느끼는 것일 수도 있지만 수면에 도움이 되는 편안한 환경은 분명히 따로 있습니다. 단순히 기분 탓은 아닌 것이지요. 수면 클리닉에서 수면을 취하는 데 특히 중요하게 살피는 환경적 요인은 수면 시 체온에 영향을 미치는 실내 온도, 자세, 조명 등입니다.

실내 온도와 수면

SF 영화를 보면 우주 여행에 걸리는 긴 시간을 극복하기 위해 냉동 상태로 잠들어 있는 사람들이 종종 나옵니다. 냉동 상태로 긴 잠을 잔다는 설정은 어느 정도 일리가 있습니다. 왜냐하면 실제로 우리가 잠을 잘 때도 체온이 약간 내려가기 때문입니다. 잘 때는 생체 리듬을 최소화해야 하는데, 거기에 체온 역시도 포함되는 것이지요. 심부체온은 보통 항문 안의 직장 온도를 기준으로 합니다. 낮의 평균 심부 온도는 37.3도인데 비해 한밤중의 평균 심부 온도는 36.7도 정도로 약 0.6도 낮습니다.

따라서 몸속 체온이 떨어져야 수면에 들 수 있습니다. 추위를 많이 타시는 분 중에는 겨울에 전기장판 온도를 높게 해놓고 주무시다가 불면증이 도지는 경우가 있어요. 잠을 자는 단계에서는 체온이 떨어져요. 캘리포니아대학교 버클리의 신경과학 및 심리학 교수 매슈 워커는 "심부체온(피부와 달리 우리 몸의 깊숙한 곳의 체온)이 높으면 우리 뇌가 깬 상태에서 수면 상태로 쉽게 전환하지 못하거나 숙면을 느끼지 못한다"라고 합니다.

여성들은 월경 주기에 따라 심부 온도가 달라지는데 월경 전후에는 체온이 낮게 유지되다가 배란일 무렵에는 0.5도 정도 올라가고 이는 월경 전까지 지속됩니다. 월경 전 증후군premenstrual syndrome. PMS에 불면도 포함되는데 이러한 심부 온도와도 연관성이 있습니다. 술을 먹거나 야식을 먹을 때도 심부 온도가 올라 숙면을 방해하는 것입니다.

몸의 심부체온이 높으면 우리 뇌는 몸이 깨어 있다고 인식합니다. 그래서 아침에 분비되어야 하는 호르몬인 코르티솔 수치가 증가하지요. 잠을 못 이루는 것도 당연합니다.

그러면 쉽게 잠들 수 있는 실내 온도는 어느 정도일까요? 편안한 수면을 위한 환경을 조성하려면 이불 안 온도와 이불 밖의 실내 온도를 모두 고려해야 합니다. 실내 온도는 조금 차갑게, 침구 온도는 약간 따뜻하게 하는 편이 좋습니다. 사람마다 조금씩 차이는 있지만 대체로 실내 온도는 여름에 24~26도로 너무 더워서 자기 힘들 정도가 아니면 적당합니다. 여름에는 낮에 기온이 높기 때문에 온도 차가 너무 커도 좋지 않아요. 마찬가지 이유로 겨울에는 18~22도 정도가 적당합니다.

이불 속 온도는 33도 정도가 좋습니다. 전기장판을 사용한다면 최저 온도로 설정하면 됩니다. 온도가 너무 높아도 몸에서 땀이 나서 잠들기 어렵고, 설령 잠들어도 중간에 계속 깨게 됩니다.

나이 드신 분들 중에는 습도 때문에 못 주무시는 분이 많습니다. 가장 적절한 습도는 40~60퍼센트 정도입니다. 알레르기성 히스타민 불내성이 있는 분은 특히 습도에 민감합니다. 습도가 너무 높으면 알레르기 천식이나 비염이 심해지고, 너무 낮으면 비강이나 기도 점막이 건조해지면서 갈증을 느껴 잠에서 깨게 됩니다.

이불과 베개도 신중하게

침구는 구스다운, 우모, 양모, 극세사처럼 가벼우면서 따뜻한 이불이 좋습니다. 특히 침구는 땀을 얼마나 잘 흡수하는지를 함께 살펴야 합니다. 땀이 제대로 흡수되지 않으면 가려움으로 잠들지 못하는 경우도 많아요. 따라서 공기가 잘 통하면서 수분도 잘 흡수하는 재질이 좋습니다. 참고로 구스다운은 겨울 침구라고만 생각하기 쉬운데 바깥의 열을 막아줌으로써 여름용 이불로도 적합합니다.

베개는 특히 중요합니다. 잠잘 때 베개와 침대의 단차가 너무 커서 목이 허공에 떠 있게 만드는 베개는 피해야 합니다. 기도를 통해 숨쉬기 편하도록 목을 펴고 편안하게 누울 수 있는 각도가 좋아요. 눕는 자세에 따라 숙면에 도움이 되는 베개 사용법을 참고해서 자신에게 맞는 베개를 찾는 게 중요합니다.

그러면 수면에 좋은 베개는 어떻게 고르는 것이 좋을까요?

베개는 목뼈의 정상적인 C자형 곡선을 유지해주어야 합니다. 베개를 벨 때 목뼈의 자연스러운 C자형 곡선을 유지해야만 목과 어깨의 근육이 편안하게 이완하기 때문입니다. 하지만 목, 어깨, 머리 모양 등 사람마다 체형이 모두 다릅니다. 게다가 이불이나 매트리스가 얼마나 푹신한지에 따라 적절한 베개 높이도 달라집니다. 사람마다 느끼는 높이 감수성도 다르고요. 보통 메모리폼이나 라텍스 소재의 베개가 각자의 몸에 맞게 조절된다고들 하지만, 아직까지 시중에 나와 있는 메모리폼이나 라텍스 베개 중에는 개인의 몸에 맞게 자연스러운 C자형 곡선을 유지해주는 제품이 없습니다.

체형에 맞게 베개의 높낮이를 조절할 수 있는지 여부도 매우 중요합니다. 일반적으로 잠을 잘 때 일정한 자세로 내내 잠자는 사람은 많지 않습니다. 똑바로 누워서 자다가도 뒤척이다가 옆으로 눕기도 하는 등 수면 중 자세 변화가 있기 때문에, 이 모든 경우에 대응할 수 있어야 합니다. 가령 옆으로 누우면 어깨 높이만큼 머리도 올라가게 되지요. 옆으로 누울 때도 목뼈와 등뼈가 수평이 되도록 유지해야 목뼈가 꺾이지 않아 편안하게 잘 수 있습니다. 목뼈가 꺾인 상태로 장시간 자다보면 근육이 경직되고 혈액순환에도 문제를 일으킵니다.

베개의 높이에 따라 수면 중 호흡을 얼마나 편안하게 할 수 있는지도 다릅니다. 혈액순환과도 관련이 있는 문제인데, 부비동의 각도에 따라 비밸브(숨 쉬는 통로)가 열리는 정도가 달라지기 때문입니다. 호흡이 원활해지면 코골이 소음은 현저하게 줄어듭니다. 베개를 잘 고른다고 코골이를 완벽하게 개선하는 것은 아니지만 어느 정도 도움은 됩니다. 물론 기도를 확보하는 이상적인 위치를 찾았을 경우의 일입니다.

또 열을 발산해주고 옆으로 누울 때 귀가 강하게 압박되지 않아야 합니다. 메모리폼이나 라텍스 소재로 된 베개의 단점 중 하나가 열이 발산되지 않는다는 점입니다. 따라서 통풍이 잘되는 소재의 베개가 좋습니다. 귀가 닿는 부분에 구멍이 있는 모양이라면 훨씬 편안하겠지요.

베개의 탄성 역시 중요합니다. 베개가 너무 딱딱하거나 푹신하면 목을 긴장시켜 근육의 경직을 부릅니다. 너무 딱딱하지 않으면서도 힘을 주어 눌렀을 때 10~20퍼센트 정도 눌리면서 형태가 유지되는 정도가 가장 좋습니다. 라텍스나 메모리폼 베개처럼 잘 눌리는 소재는 수면 중에 돌아눕거나 자세를 바꾸는 중에도 푹 꺼진 상태를 유지해서 머리가 뚝 떨어지게 만듭니다. 수면 중 머리의 위치가 갑자기 푹 꺼지면 평형 균형이 깨지면서 전정기관이 이를 느끼고 각성하게 됩니다. 돌아누울 때마다 잠에서 깬다면 잠을 깊이 잘 수 없고 수면의 질도 당연히 떨어집니다.

스마트폰을 치우고 주변을 어둡게

보통 자기 전에 스마트폰에 충전선을 꽂아두지요. 이때 스마트폰은 침실 밖에서 충전하는 습관을 들이면 좋습니다. 스마트폰만 잠자리로 가져오지 않아도 꿀잠을 잘 수 있습니다. 현대인은 자기 전까지 스마트폰을 붙들고 있다가 중간에 깨서도 다시 잠이 안 온다고 스마트폰을 봅니다. 하지만 이런 스마트폰 중독은 잠을 방해하는 주요한 요인 중 하나입니다.

같은 이유로 침실에는 TV가 없는 편이 낫습니다. 잠들기 전에 TV를 보는 습관이 있다면 이 습관부터 바꿔야 해요. 암막 커튼 등을 이용해서 빛을 차단하는 것도 중요합니다. 앞에서 살펴본 것처럼 블루라이트는 수면을 방해하기 때문에 침실 조명 역시 블루라이트를 제거해 붉은빛을 띠는 수면등을 사용하는 것이 좋습니다.

문제를 파악하는
인지 행동 치료

여기에서는 의사들이 가장 강조하는 인지 행동에 대해 설명하겠습니다. 우리는 생각하는 대로 행동하고 이 행동이 반복되면 습관이 됩니다. 즉 잠에 대한 잘못된 생각이 불면이라는 습관을 만들기에 이런 잘못된 생각과 인지를 바꾸는 것을 인지 행동 치료cognitive behavior therapy, CBT라고 합니다.

잠을 못 자는 이유에는 세 가지 요인이 있습니다. 첫 번째는 선행 요인predisposing factor입니다. 유전적 체질이나 성장 환경 등이 이에 포함됩니다. 어렸을 때부터 예민하고 걱정이 많은 성격을 지닌 분은 성인이 되어서도 불안과 긴장도가 높습니다. 진료실에 잠을 못 자는 청소년들이 많이 찾아오는데, 청소년이 불면을 경험할 경우 수면만의 문제에서 그치지 않습니다. 한참 성장기이기 때문에 발육도 문제일 뿐더러 소화가 잘 안 되는 등 장에도 문제가 있는 경우가 많습니다.

두 번째는 유발 요인precipitating factor입니다. 유전적 체질이나 성장 환경 같은 선행 요인과 별개로, 실제로 불면을 유발하는 요인을 말합니다. 체질보다는 환경적인 원인이라고 할 수 있습니다. 갑자기 감당하기 어려운 숙제를 받거나 야간 근무에 투입되어 몸이 긴장하는 등 극심한 스트레스를 경험하는 등의 경우가 이에 해당합니다. 불면 증상이 나타나게 하는 방아쇠 같은 역할을 하지요. 하지만 이런 유발 요인은 문제가 해결되면 금방 지나가기에 긴 시간 수면을 방해하는 요인은 아닙니다.

문제는 한번 망가진 수면 패턴을 계속 지속되도록 만드는 지속 요인perpetuating factor입니다. 여기서부터 인지의 문제, 즉 수면 장애와 강박이 강하게 연관됩니다. 만성 불면증을 돌아보면 가장 처음 잠을 못 자게 한 요인이 있었을 것입니다. 그런데 한번 잠을 못 자서 힘들었던 경험으로 인해 그다음에도 잠자리에서 긴장하는 경우가 종종 있습니다. 그러면 낮부터 오늘 밤은 잘 수 있을까 걱정하며 저녁을 맞이하고, 잠을 못 잘까 봐 일찍부터 잠자리에 들지요. '오늘은 반드시 자야 하는데' 하는 중압감으로 두려움에 빠져서 밤마다 전쟁을 치르게 됩니다. 이러면 수면과의 싸움에서 질 수밖에 없습니다. 눈이 말똥말똥하고 마음은 불안하며 좌절하고 두려워하는 것이 만성 불면증으로 가는 전형적인 패턴입니다.

방해 요인을 인지하라

만성 불면증으로 발전하는 패턴을 고려할 때, 수면 사이클을 올바르게 되돌리기 위해서 수면에 방해가 되는 인지, 그중 '잘못된 믿음'을 제거해야 합니다. 과도한 자기 감시, 걱정 같은 비적응적 인지 과정으로 잠을 못 잔다는 사실을 스스로 인지해야 해요. 걱정하면서 잠을 못 자고, 잠을 못 자다 보니 걱정을 해서 더 못 자게 되는 것입니다. 낮에 학교에 가거나 출근을 하려면 8시간은 자야 하는데, 새벽 3시에 깨어 수면이 부족하니까 낮에 일하다가 실수하면서 망했다는 생각을 반복하지요.

저는 환자에게 '선잠도 잠'이라고 늘 강조합니다. 우리 몸은 잠을 통해 신체 기능을 일시적으로 멈추고 몸을 회복시켜요. 아무것도 하지 않고 누워 있는 그 자체만으로도 몸은 회복 과정을 시작합니다. 그러니 너무 불안해하지 말고 선잠이라도 자면서

'내일은 꼭 잠들 수 있을 거야!'라고 긍정적으로 생각해야 합니다. 불안이 잠을 못 자게 하니까요.

잠을 잘 자기 위해 지켜야 할 핵심 생활 습관

잠을 잘 자려면 결국 생활 습관이 가장 중요합니다. 불면을 치료하기 위해 수면제, 수면 영양제를 복용하거나 호르몬 치료를 받는다고 해도 생활 습관의 개선이 반드시 전제되어야 합니다. 수면제를 복용한다고 해도 생활 습관이 달라지지 않으면 수면 장애는 근본적으로 개선되기 어렵습니다.

그렇다면 잠을 잘 자기 위해 꼭 필요한 핵심 생활 습관을 하나씩 알아보겠습니다.

◆ **밤에 잠이 안 올 것을 미리 걱정하지 마세요.** 걱정한다고 잠이 오는 게 아니고 잠이 더 달아납니다.

◆ **평일과 휴일을 구분하지 말고 잠들고 일어나는 시간을 일정하게 지키세요.** 일정한 시간이 매우 중요해요. 잘 잔다고 해도 일정한 시간에 일어나지 않으면 일주기 리듬이 망가지기 때문입니다. 언제든지 잠들 수 있고 충분히 잘 수 있다고 해도

마찬가지입니다. 일정한 시간에 일어나야 코르티솔이 일정한 시간에 분비됩니다.

- **아침에 일어나면 햇볕을 쬐세요.** 햇볕을 쬐면 우리 몸은 비타민 D 합성을 시작합니다. 또 몸을 깨우는 데도 도움이 돼요. 아침 시간에 들어오는 햇볕을 통해 몸이 '내가 깼구나' 하고 인식하게 됩니다.
- **낮잠은 되도록 피하고 잠이 쏟아지면 20분 이내로 주무세요.** 물론 밤에 잠을 못 잤다면 차라리 낮에 한숨 자는 편이 도움이 됩니다. 오늘 밤에 자야 하니까 낮잠은 절대로 안 된다는 생각은 잘못된 믿음입니다.
- **잠자리에서 책이나 TV를 보지 마세요.** 블루라이트를 피하고 수면등이 필요하다면 붉은색 계열의 조명을 사용하는 것이 좋습니다.
- **침실 환경을 조용하고 어둡게 유지하세요.**
- **잠자리의 시계를 치우세요.** 시계가 있으면 자꾸 얼마나 잤는지 확인하기 위해 잠에서 깨는 습관이 생깁니다. 일종의 강박이지요.
- **잠들기 전이나 자다가 깼을 때 담배를 피우지 마세요.** 얕은 수면을 유지하다가 다시 자면 되는데 담배를 피우러 밖에 나가면 잠이 달아나고 다시 수면 리듬을 회복하기 힘듭니다.

◆ **20분 내에 잠이 오지 않으면 잠자리에서 일어나 잠시 책을 읽고 다시 잠을 청하세요.** 침대에 누워서 10~20분 안에 잠들어야 건강하다고 할 수 있는데 이 시간을 넘기면 잠을 못 자는 상황 자체가 불안을 일으킵니다. 잠을 자야 하는 강박에 시달리면서 억지로 잠을 청하는 과정에서 뇌가 오히려 각성할 수 있습니다.

아는 만큼 잘 잔다

그릇된 지식과 잘못된 생활 습관을 바탕으로 수면 장애를 고치려 애쓰다 지치는 경우가 많습니다. 이 장을 정리하면서 유명하든 유명하지 않든 어떤 방법이 효과적이고 그렇지 않은지를 살펴보겠습니다.

다음 그래프는 통계 전문 연구센터 큐어투게더에서 진행한 설문을 그래프로 정리한 것으로, 불면증 환자 7,422명의 응답을 취합하여 치료법의 효과를 평가한 것입니다.[7]

그래프의 x축은 유명한 정도, y축은 효과를 나타냅니다. 즉 그래프에서 오른쪽에 있을수록 더 유명한 방법이며, 위에 있을수록 더 효과적이라는 의미이지요. 그래프에서는 사분면을 크게 나누

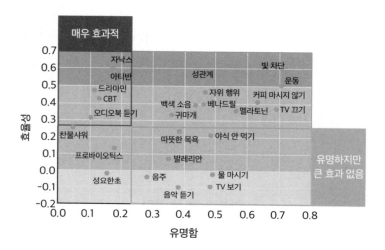

다양한 수면 장애 치료법

매우 효과적

효율성

| 0.7 |
0.6	자낙스				빛 차단
0.5	아티반		성관계		운동
0.4	드라마민 · CBT			자위 행위	커피 마시지 않기
0.3	오디오북 듣기		백색 소음 · 베나드릴 · 귀마개		멜라토닌 · TV 끄기
0.2	찬물샤워		따뜻한 목욕	야식 안 먹기
0.1	프로바이오틱스		발레리안		유명하지만 큰 효과 없음
0.0	성요한초	음주		물 마시기
-0.1		음악 듣기		TV 보기
-0.2
	0.0	0.1	0.2	0.3	0.4	0.5	0.6	0.7	0.8

유명함

었는데, 이 사분면을 기준으로 오른쪽 아래에 있는 방법들은 유명한데 도움이 되지 않는 치료, 왼쪽 상단은 유명하지는 않지만 효과적인 치료를 말합니다.

유명하지만 효과적이지 않은 치료보다 유명하지 않아도 아주 효과적인 치료가 중요합니다. 위 그래프에는 수면제도 함께 표시되어 있는데, 유명하지 않지만 효과적인 치료 약제 중 대표적인 것이 자낙스, 아티반 같은 신경안정제입니다. 스틸녹스 역시도 유명하지는 않지만 효과가 좋지요. 또 항히스타민제 및 멀미약으로 약국에서 구입 가능한 디멘히드리네이트dimenhydrinate 성분의 '드라마민Dramamine' 역시도 왼쪽 상단에 있지요. 약제가 역시 가장 효과적인 점은 부인할 수 없습니다.

물을 마시거나 술을 마시는 방법은 유명하지만 효과는 적으며, 뜨거운 욕조에 몸을 담그는 방법은 근거가 부족하고 효과도 중간 정도입니다. 근거가 있고 효과적인 방법 중에는 암막 커튼을 설치해 침실을 어둡게 하는 방법이 있습니다. 특히 운동하기, 커피 마시지 않기, TV 보지 않기 등은 유명하면서 효과가 있는 방법에 해당합니다. 제가 강조하고 싶은 부분입니다.

스스로 수면에 대한 생활 습관을 인지하고 지식을 쌓은 뒤 습관과 행동을 바꾸어야 잠을 잘 잘 수 있습니다. 상식적이고 고리타분하게 느껴지지만, 이 방법이 가장 확실한 결과를 얻을 수 있게 해줍니다. 인지 행동 치료는 가장 강력한 수면 치료입니다. 아는 만큼 잘 잘 수 있습니다.

수면 습관을 분석해 고쳐주는
디지털 치료제

디지털 치료제digital therapeutics, DTx 소식이 최근 경제 뉴스나 보건의료 뉴스 등에서 자주 등장하고 있습니다. 정부도 디지털 치료법 산업을 핵심 미래 산업으로 선정할 만큼 매우 뜨거운 주제이지요. 디지털 치료제란 의학적 장애나 질병을 예방, 관리 또는 치료하기 위해 환자에게 근거 기반의 치료적 중재를 제공하는 소프트웨어를 사용한 의료 기기를 말합니다. 여기서 근거 기반이란 식품의약품안전처의 허가를 받기 위해 임상 시험을 거쳤다는 의미이며, 중재란 디지털 치료제를 적용한다는 의미입니다. 즉 잘 설계된 임상 연구에서 위약을 사용한 집단에 비해 수면 지표가 더 나아지거나 수면이 의미 있게 개선된 경우에만 디지털 치료제로서 허가를 받을 수 있습니다. 다시 말해 질병 치료를 위해 먹는 알약이나 주사제가 아니라, 인공지능이나 가상현실virtual reality, VR, 증강현실augmented reality, AR, 게임, 애플리케이션, 웨어러블 기기 등 디지털 기술을 기반으로 질병을 예방하고 관리하며 치료하는 의료 기기를 의미합니다.

코로나19 팬데믹 시기를 겪으며 많은 사람들이 비대면으로 업무 진료를 보는 데 익숙해졌습니다. 덕분에 디지털 치료제의 저변도 크게 확대되었지요. 또한 AI 알고리즘을 바탕으로 한 IT 기술이 크게 발전한 덕분에 디지털 치료제로도 각자의 상황에 맞는 처방을 내릴 수 있게 되었습니다.

특히 당뇨나 고혈압, 비만 같은 만성 질환은 생활 습관이 가장 중요합니다. 그래서 한두 달에 한 번 진료실에 방문해 약을 처방받는 것보다 일상에서 매일 먹는 음식이나 운동 등 생활 습관의 개선이 더 중요합니다. 또 혈압, 혈당, 체중, 걸음 수 같은 일상의 기록lifelog을 스마트폰이나 스마트워치 등으로 측정하고 모니터링해서 피드백을 주는 것도 디지털 치료제의 장점이라고 할 수 있습니다.

저도 진료실에서 비만 환자나 당뇨 환자에게 연속혈당계continuous glucose monitoring, CGM을 종종 처방합니다. 연속혈당계는 팔뚝에 미세한 침을 심어두고 이와 연결되어 있는 전자 장치에 스마트폰을 갖다 대면 혈당을 측정할 수 있는 장치입니다. 환자가 식사할 때마다 별도의 채혈을 하지 않고도 혈당을 측정할 수 있게 해주지요. 이를 통해 어떤 음식을 먹으면 혈당이 특히 크게 올라가는지 파악할 수 있고, 결과적으로 위험한 음식을 피해 혈당과 체중을 관리할 수 있게 해줍니다.

스마트폰을 이용한 수면 장애 치료법

디지털 치료제는 아직 의료 전 분야에서 널리 이용되고 있지는 않습니다. 기술이 등장한 지 오래되지 않아 임상 연구를 통해 효과를 입증하는 데 시간이 걸리기 때문입니다. 그런데 미국뿐만 아니라 우리나라의 식품의약품안전처에서 디지털 치료제를 승인한 첫 번째 분야가 바로 수면 장애 치료입니다.

앞에서 인지 행동 치료에 대해 살펴보았지요. 이 인지 행동 치료는 병원에서 환자와의 면담을 통해 평소 생활 습관을 점검하고 교정하는 방식으로 이루어집니다. 보통 이 면담 때 환자가 작성한 수면 일지를 바탕으로 처방을 내리지요. 그런데 이렇게 생활 습관을 기록하는 정도는 스마트폰으로도 가능하고, 이 기록을

디지털 치료제의 실제 구성

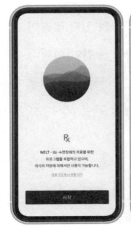
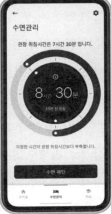
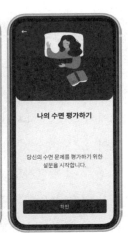

자료 제공: 웰트-l

바탕으로 알고리즘을 통해 생활 습관에 맞는 인지 행동 처방을 받을 수 있습니다.

스마트폰을 이용하면 수면을 상세하게 모니터링할 수 있습니다. 스마트워치나 스마트밴드를 통해 주면 주기를 측정할 수도 있고, 직접 기록하는 방식으로 수면 일지를 작성할 수도 있습니다. 이렇게 수면의 양과 질을 평가해 수면을 방해하는 잘못된 생활 습관을 지속적으로 확인하고 교정받는 것이지요.

디지털 치료제를 통한 수면 인지 치료는 다음과 같이 이루어집니다. 첫째로, 잠자리에 누워 있는 취침 시간을 제한합니다. 잠이 오지 않는다고 명료한 정신으로 한정 없이 누워 있는 경우가 많습니다. 그러나 잠이 오지 않는데 무작정 누워 있다고 잠이 쏟아지지는 않습니다. 오히려 침실을 잠을 자는 공간이 아니라 깨어 있는 공간이라고 인식하기 십상이지요. 따라서 인지 행동 치료에서 알아본 것처럼 20분 정도 누워 있어도 잠이 오지 않으면 일어나도록 하는 수면 제한을 처방합니다.

잠들 것 같다가도 막상 잠자리에 누우면 눈이 반짝 떠지는 경우가 있습니다. 이는 잠자리에 누우면 잠이 안 온다는 사실을 우리 뇌가 학습했기 때문입니다. 첫 번째 처방도 바로 이러한 인식이 생겨나지 않도록 조절하기 위함입니다. 그러나 이미 잠자리를 깨어 있는 공간이라고 인식하게 되었다면 이런 잘못된 인지를 바로잡고 침대와 침실 공간이 잠을 자는 공간이라는 사실을 몸이 기억할 수 있도록 행동을 교정해 자극을 조절해야 합니다. 이렇게 잘못된 인지로 인한 불면의 악순환을 끊어낼 수 있도록 인지를 재구성하는 것이지요.

수면에는 호흡도 중요합니다. 따라서 음악 및 ASMR 같은 백색 소음을 통해 마음을 가라앉히고 생각을 단순하게 만들며 근육을 이완시킵니다. 그러면 신체적, 정서적으로 이완되면서 자연스럽게 잠들 수 있습니다.

불면에 대한 디지털 치료제의 인지 행동 치료 내용

단계	내용	세부사항
1	수면 제한	잠자리에 누워 있는 취침 시간을 제한하여 수면 효율을 높이는 치료
2	자극 조절	잠자리에서 조건화된 각성을 깨뜨리고 침대와 침실공간을 각성이 아니라 숙면과 다시 연관시키기 위한 행동 요법
3	인지 재구성	왜곡된 인지로 인한 불면의 악순환을 끊어내도록 하는 치료 방법
4	이완 요법	호흡 조절, 점진적 근육 이완, 상상 훈련, 마음챙김 명상 등 신체적, 정신적 이완을 촉진하는 테크닉
5	수면 위생 교육	습관적, 환경적 요인을 개선하여 건강한 수면 습관을 형성하고 수면의 질을 개선하기 위한 지침과 권장 사항을 교육

마지막으로는 최적의 수면 환경을 조성할 수 있도록 수면 위생을 교육합니다. 야식을 먹는 습관, 운동을 얼마나 해야 하는지 등 생활 습관 개선 역시 이에 포함됩니다.

이런 제반 요인은 스마트폰을 통해서도 충분히 확인할 수 있고, 알고리즘이 적합한 처방을 내리기도 쉽습니다. 오히려 병원

방문을 통한 인지 행동 치료보다 더 뛰어난 효과를 기대할 수도 있습니다.

수면 장애에 대한 디지털 치료제를 제일 먼저 승인한 나라는 독일입니다. 헬로베터Hellobetter나 솜니오Somnio 같은 제품이 유럽 의약품청European Medicines Agency, EMA의 인증을 통과하면서 빠르게 정식 의료 치료제로 사용되고 있습니다.

또한 〈비교 효과 연구 저널Journal of Comparative Effectiveness Research〉이라는 학술지에는 미국의 페어테라퓨틱스Pear Therapeutics라는 회사에서 만든 불면 치료제 솜리스트Somryst가 만성 불면증의 1차적 비약물치료로 효과가 있다는 연구가 발표되었습니다.[8] 디지털 치료제의 효과를 엿볼 수 있는 연구 결과이므로 조금 상세하게 소개하겠습니다.

이 논문에서 연구팀은 솜리스트의 불면증 개선 효과 및 의료 자원 이용에 대한 장기적인 효과와 비용을 평가하기 위해 2016년 6월 1일부터 2018년 10월 31일 사이에 솜리스트를 처방받은 환자 중 적격성을 인정받은 248명의 데이터를 분석했습니다.

치료 시작 전 낮과 밤의 수면 장애 수준을 평가하기 위해 불면 심각도 지수 테스트를 진행한 결과, 대상자들의 평균 점수는 19.13점을 기록했습니다. 불면 심각도 점수가 22~28점이면 중증 불면증, 15~21점은 중등도 불면증, 8~14점은 경도 불면증이며, 0~7점은 유의할 수준의 불면증이 없는 것입니다. 솜리스트를 사용한 환자들은 9주 후 평균 점수가 37.2퍼센트 낮아진 12점대로 떨어졌습니다. 환자 4명 중 1명 이상(26.6퍼센트)은 8점 미만으로 떨어져 불면증이 크게 완화됐습니다. 또 중증 불면증을 겪는 환자의 비율도 전체의 31.5퍼센트에서 7.3퍼센트로 줄었습니다. 또한 불면증으로 인한 응급실 방문, 외래 처치 등의 이용 빈도를 줄여 전체적인 의료 비용도 감소되었다고 평가했습니다.

우리나라에서도 2023년 에임메드AIMMED사의 '솜즈Somzz'가 처음으로 식품의약안전처를 통한 승인을 얻었습니다. 아직은 일부 대학병원에만 시범 사업 성격으로 승인을 받은 정도이지만 곧이어 웰트WELT사의 '웰트-I WELT-I' 역시 식품의약안전처 허가를 폭넓게 받아 내면서 조만간 어느 진료실에서든 쉽게 처방받을 수 있을 것입니다.

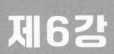

제6강

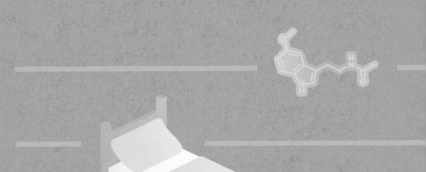

나에게 맞는
수면 치료법은
따로 있다

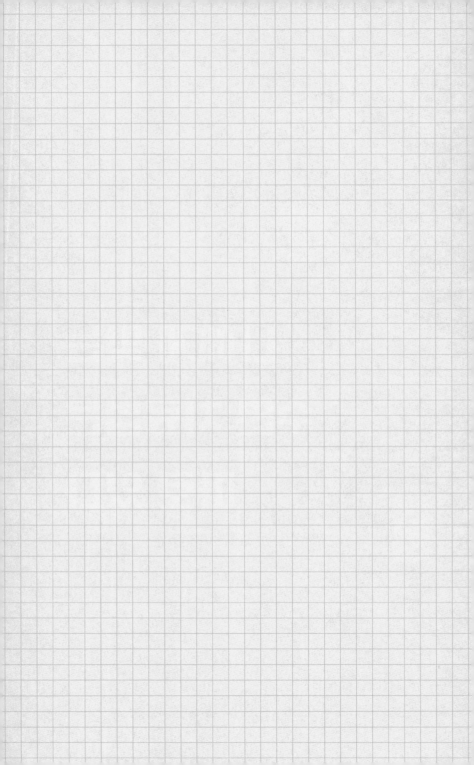

사람마다 잠 못 자는 이유는
모두 다르다

지금까지 수면 장애를 극복하기 위한 구체적인 방법이 얼마나 효과적인지 다양한 연구 결과를 바탕으로 살펴보았습니다. 이처럼 정교하게 설계되고 제대로 수행된 연구 결과를 바탕으로 환자를 진찰하고 처방하는 일을 '근거 중심 의학'이라고 합니다. 즉 지금까지 근거 중심 의학의 관점에서 수면 장애 치료법을 알아본 것이지요. 하지만 이쯤에서 2020년 6월, 코로나19 팬데믹이 한창일 때 나온 비판적인 논문을 소개해보겠습니다. 제목이 깁니다. "근거 중심의 통계적 의미로서 멜라토닌, 암막커튼을 이용한 빛 제거, 운동, 영양제와 호르몬 처방의 기능의학 등이 수면 해결에 도움이 되는가의 시스템 리뷰"입니다.[1] 이 논문은 무엇을 비판하고 있을까요?

이 논문에 따르면, 인지 행동 치료를 포함해 수면 영양제, 운동, 체온 저하, 빛, 명상, 멜라토닌, 생약, 심지어 약물 치료까지도 위약 치료에 비해 통계적으로 차이가 없었다고 이야기합니다. 수면에 대한 주관적 느낌은 물론이고 객관적인 수면 검사(수면다원검사, 멜라토닌 호르몬 측정 등)를 통해서도 치료 효과를 확인할 수 없었다고 해요. 앞에서도 불면증, 수면 장애에 대한 메타 분석을 많이 살펴봤습니다. 그런데 실제로 연구에 따라 이런 비판적인 결론이 도출되는 경우도 심심찮게 찾아볼 수 있습니다. 이게 무슨 의미일까요?

이러한 현상을 이해하려면 임상 연구의 한계를 알아야 합니다. 임상 연구는 특정한 약제를 투여한 집단과 그 약제와 똑같지만 기능은 전혀 없는 위약을 투여한 집단(대조군)으로 나누어서 진행합니다. 환자도 어떤 약을 먹었는지 모르고, 그 약을 나누어주는 연구자도 어느 약이 진짜인지 모릅니다. 이를 이중 맹검double blind 방식의 연구라고 합니다. 특정한 약제에 대한 과도한 믿음이 일으키는 효과를 플라시보 효과 혹은 위약 효과라고 하는데, 플라시보 효과와 실제 약제의 효과 사이에 얼마나 차이가 있는지 보는 것이지요. 또한 특정 약물의 효과를 목적으로 설계한 임상 연구가 저마다 다른 결과를 낼 수 있는데, 이 각각의 연구를 종합적으로 분석하는 연구가 메타 분석입니다.

하지만 임상 연구든 메타 분석이든 대상자의 개인적 특성을 세세하게 고려하지는 않습니다. 대표적으로 유전적인 차이나 약에 의한 대사의 차이 등이 있지요. 예를 들면 불면의 원인이 스트레스로 인한 긴장에 의해서 생기는 경우도 있고 노화로 인한 호르몬 부족인 경우도 있는데, 임상 연구는 그런 조건과 상관 없이 누구나 같은 약이나 영양제를 복용하고 그에 대한 효과 혹은 부작용만 평가합니다.

이미 경험해보신 분도 있을 것입니다. 다른 사람에게 안전하게 잘 작용했던 약제라고 해서 자신에게 맞는다는 보장은 없습니다. 임상 연구나 메타 분석은 그 대상 집단의 평균의 차이를 보는 집단적 접근인 반면, 제가 진료실에 만나는 각 개인은 평균에 가까운 사람도 있지만 편차의 끝에 있는 사람들도 많습니다. 즉 현장의 임상 의사들은 진료실에서 집단을 진료하지 않고 개인을 진료하지요. 따라서 개인에 맞게 진단하고 치료합니다.

그러므로 이번 장은 일반적으로 도움이 되는 수면 개선 방법보다는 체질과 상황에 맞춘 개인화된 치료법을 살펴보도록 하겠습니다.

수면에도 체질이 있다

수면의 체질, 개인차에 대한 이야기를 해보겠습니다. 제 경우 아버지가 잠을 잘 못 주무시고 자주 깨는 편인데, 저도 그렇습니다. 제 아이들도 아직 어리지만 비슷한 것 같아요. 그리고 저는 유전적으로 새벽에 깨는 아침형 인간이라 밤 10시면 잠을 잘 준비를 합니다. 밤 10시에 자고 아침 5시에 일어나는 습관에 길들여져 있지요. 요즘은 밤 11시에 자고 아침 6시에 일어나도록 조절하고 있지만, 기본적으로는 아침 일찍 일어나는 편입니다. 하지만 제 아내는 저와 반대입니다. 새벽 2시쯤 자고 아침 일찍 못 일어나는 전형적인 저녁형 인간이지요. 저희 가족이 각각 유전자 검사를 했더니 저는 아침형 인간early bird으로 나오고, 아내는 저녁형 인간night owl로 나왔습니다. 아이들은 중간형으로 나왔고요.

전 세계에서 가장 많은 직접소비자유전자검사direct-to-consumer, DTC 허가를 받은 미국의 23&me 회사에서는 자신들의 고객 8만 9,000명의 데이터를 분석해 아침형 인간을 결정하는 15개 유전자를 발견, 2014년 세계적인 잡지 〈네이처 커뮤니케이션Nature Communication〉에 발표했습니다.[2] 연구팀은 이런 결과를 진화적 관점에서 해석하며 평소 일찍 일어나는 아침형 인간이라면 초기 인류 시절 아침 일찍 일어나 채집하던 사람의 후손일 것이고 올빼미형이면 밤에 보초를 서던 사람의 후손일 가능성이 높다고 덧붙였습니다.

게다가 커피를 조금만 마셔도 잠을 못 자는 사람이 있고, 많이 마셔도 잠드는 데 별 문제가 없는 사람이 있어요. 커피에 관련된 유전자(카페인 대사)의 유무 때문이에요. 이런 유전자 연구가 계속 늘어나고 있다는 점을 감안하면 지금까지 축적된 통계만을 가지고 수면 장애 치료법이 하나뿐이라고 결론 내리기에는 아직 이릅니다. 유전자 검사까지는 할 수 없어도 다양한 불면의 원인을 관찰하면 좀 더 세밀하고 개인화된 치료를 할 수 있습니다.

불면의 원인과 개인 특성에 따른 맞춤 치료

결국 저마다 수면 장애의 원인과 개인의 특성에 맞는 치료법을 찾아야 합니다. 따라서 불면증 양상을 살펴보고 잠드는 데 애를 먹고 있는지, 아니면 자꾸만 깨는 것이 문제인지를 살펴야 합니다. 잠들기 힘들다면 입면 장애를 겪는 것이고, 도중에 자꾸 깬다면 수면 유지에 문제가 있다는 의미입니다. 또 청소년인지 중장년인지 혹은 노년인지에 따라서도 수면 장애의 원인과 치료법이 다릅니다.

자율신경도 수면 장애에 크게 영향을 미칩니다. 자율신경에는 교감신경과 부교감신경이 있습니다. 흔히 교감신경이 더 활발한 경우를 긴장형, 부교감신경이 더 활발한 경우를 이완형이라고 부릅니다. 병원에서 자율신경검사를 하면 대부분은 교감신경과 부교감신경이 균형을 이루지만 때로는 교감신경이 너무 높거나 반대로 부교감신경이 더 우세한 자율신경 부조화(자율신경 실조) 사례를 볼 수 있습니다. 즉 급성 스트레스나 불안감으로 인해 교감신경이 우세해져 나타나는 불면인지, 아니면 우울감과 만성 스트레스로 인해 부교감신경이 우세해져 나타나는 불면인지도 살펴야 합니다. 또는 부신 호르몬 역전으로 인한 만성 피로가 더해진 것은 아닌지도 고려해야 합니다. 또 사람마다 질병이 있는 경우도 있고 질병도 천차만별이지요. 수면 장애라고 모두 다 똑같은 수면제나 수면 영양제를 처방하는 것이 아니라, 사람마다 세심하게 다르게 보아야 합니다.

그래서 이 장에서는 각각의 양상에 따라 수면제는 어떻게 먹어야 하는지, 도움이 되는 영양제가 있는지, 상황에 어울리는 인지 행동 치료에는 어떤 것이 있는지 나누어 살펴보겠습니다.

잠 못 드는지 vs.
자다가 자꾸 깨는지

수면 장애를 치료할 때 가장 먼저 보는 부분은 불면증이 나타나는 양상입니다. 잠들기까지는 힘들지만 일단 잠들면 푹 자는 경우가 있고, 잠드는 것 자체는 어렵지 않은데 도중에 자꾸 깨는 경우가 있습니다. 또 새벽 이른 시간에 깨는 경우도 있고요.

잠드는 데 애를 먹고 있다면 졸피뎀 성분, 즉 스틸녹스처럼 빠르게 작용하는 약이 좋습니다. 또는 신경안정제 중에서도 짧게 작용하는 트리아졸람 성분의 할시온 같은 약이 도움이 됩니다. 특히 잠들기 힘들다면 교감신경이 흥분되어 있는 경우가 많아요. 자율신경계 문제에 대해서는 뒤에 더 자세히 살펴보겠지만 이 경우에는 교감신경을 진정시키고 부교감신경을 활성화할 수 있는 호흡과 명상이 도움이 됩니다. 잠들기 3시간 전에 중등도 운동을 하거나, 가벼운 샤워를 통해 잠잘 준비를 하는 것도 도움이 됩니다.

잠을 길게 자지 못하고 중간에 자꾸만 깨는 경우에는 길게 작용하는 클로나제팜 성분의 리보트릴, 로라제팜 성분의 아티반, 알프라졸람 성분의 자낙스 등의 약이 도움이 됩니다. 때로는 생체 리듬을 조절하기 위해 멜라토닌 호르몬을 처방하기도 해요. 다만 약이나 호르몬 요법이 부담스러운 경우에는 멜라토닌이나 트립토판, 가바 같은 수면 영양제가 도움이 됩니다. 침실 온도가

수면 장애 양상에 따른 불면증 치료법

	약물 및 호르몬 치료	수면 영양제	인지 행동 치료
입면 장애	졸피뎀(스틸녹스) 트리아졸람(할시온)		운동 샤워 명상 호흡
유지 장애	클로나제팜(리보트릴) 로라제팜(아티반) 알프라졸람(자낙스) 멜라토닌	트립토판 멜라토닌 가바	침실 온도 조절 암막 커튼 설치 블루라이트 차단

수면에 적합한지, 빛이 들어와서 자꾸 잠이 깨는 것은 아닌지 확인해볼 필요도 있어요. 빛이 수면에 방해가 된다면 암막 커튼을 설치하는 것도 한 가지 방법입니다.

특히 잠자리에 들기 전에 전자기기를 사용하는 습관은 수면을 방해합니다. 미국 렌슬리어공과대학교의 마리아나 피게로Mariana G. Figueiro 박사가 이끄는 연구팀은 스마트폰에서 나오는 빛이 수면을 유도하는 호르몬인 멜라토닌 분비를 억제하고 몸을 긴장시켜 수면 장애를 유발할 수 있다는 연구 결과를 발표했습니다. 이 연구에 따르면 스마트폰의 불빛에 2시간 노출됐을 때 멜라토닌 호르몬 분비량이 약 22퍼센트 줄었다고 합니다. 특히 10대의 수면을 방해하는 효과가 더욱 크다고 합니다.[3] 따라서 스마트폰 등의 디스플레이는 가급적 잠자리에서 멀리 떨어진 곳에 두는 것이 좋습니다.

갱년기 여성 또는
65세 이상 노인이라면

앞에서 살펴본 것처럼 나이가 들면서 체내 호르몬 수치는 계속해서 떨어집니다. 호르몬이 저하되면 수면에도 문제가 생기지요. 특히 갱년기 여성, 65세 이상 노년층의 경우에는 그 변화가 두드러집니다. 그래서 조금 다른 처방이 필요하지요. 만약 이보다 더 어린 나이인데도 수면 장애에 시달리고 있다면 나이에 따른 문제라기보다는 스트레스로 인한 불면일 가능성이 큽니다.

여성은 나이가 들면서 급격한 호르몬 변화를 체감합니다. 그로 인해 갱년기 여성은 불면을 경험할 가능성이 높고, 따라서 수면 장애 치료에 중요하게 다루어지는 성호르몬도 주로 여성호르몬입니다. 불면에 시달리는 갱년기 여성은 호르몬 치료가 가장 효과가 좋지만, 직접적인 치료가 부담스럽다면 식물성 에스트로겐도 도움이 됩니다. 갱년기 여성에게 특히 중요한 요인이 침실 온도입니다. 갑자기 열이 오르는 경우가 있어 침실 온도는 가능한 낮게 설정하는 편이 좋습니다. 부부가 함께 취침하는 경우 심부체온을 낮추기 위해 침실 온도를 서늘하게 낮추면 남편이 춥다고 하는 경우도 있습니다. 이럴 때는 절반 크기의 전기장판을 사용하는 것도 좋습니다.

남성 역시 갱년기 무렵에 불면에 시달리기는 하지만 성호르몬으로 인해 수면 장애가 찾아오는 것이 아니라 수면 장애로 인해 성호르몬이 감소하는 것으로 보입니다. 따라서 갱년기 무렵의 남

나이에 따른 불면증 치료법

	약물 및 호르몬 치료	수면 영양제	인지 행동 치료
갱년기 여성	여성호르몬	식물성 에스트로겐 (클리마토플란)	침실 온도 조절
65세 이상 노년	멜라토닌 세로토닌 필요시 클로나제팜 (리보트릴)	트립토판 테아닌 가바	침실 온도 조절 암막 커튼 블루라이트 차단

성이라면 스트레스 관리, 운동, 행동 습관 변화 등을 통해 불면을 관리해야 합니다.

65세 이상이라면 수면제가 인지 기능에 영향을 미칠 가능성을 간과할 수 없습니다. 따라서 항불안제는 최소화하고, 약을 써야 한다면 작용 시간이 긴 약제인 클로나제팜 성분의 리보트릴 등이 좋습니다. 특히 65세 이상에게는 세로토닌이 큰 도움이 됩니다. 수면 장애가 있는데 조금이라도 우울증 증세를 보이는 65세 이상의 환자에게는 세로토닌을 권합니다. 약을 복용하기가 두렵다면 트립토판, 테아닌, 가바 등 안전한 수면 영양제부터 시도해보시는 것도 좋습니다.

스트레스가 신경계에 미치는
영향을 최소화하라

스트레스는 단순히 정신적인 문제에서 끝나지 않습니다. 우리가 압박감을 느끼면 이 스트레스는 고스란히 우리의 신경계에 영향을 미칩니다. 결과적으로 정신적인 스트레스가 신체적인 질병이나 증상으로 나타나게 되지요. 수면 장애 역시 스트레스로 인한 대표적인 현상입니다. 앞에서도 수면과 스트레스의 상관관계에 대해 짧게 이야기했지만, 여기서는 스트레스가 우리의 신경계에 미치는 영향을 중심으로 살펴보려고 합니다.

스트레스는 일시적으로 찾아오는 급성 스트레스와 오래 지속되어 장기화된 만성 스트레스로 나누어볼 수 있습니다. 스트레스를 받았을 때를 생각해보세요. 갑자기 예상치 못한 상황에 직면했을 경우 우리 몸은 경직되면서 심장이 빨리 뛰기 시작하지요. 이때 잠을 자려고 눕는다면 어떨까요? 불안하고 흥분된 상태라 잠이 잘 오지 않을 것입니다. 반면 이런 급성 스트레스가 만성화되면 우리는 쉽게 지치고 우울해집니다. 우울감이 너무 커도 밤에 잠이 잘 오지 않아요.

그렇다면 스트레스가 우리 신경계에 어떻게 작용해서 우리의 수면을 방해하는지 먼저 알아보겠습니다. 이를 위해서는 간략하게나마 우리 몸의 신경계를 훑어볼 필요가 있어요.

우리 몸의 신경계는 크게 중추신경계와 말초신경계로 구분됩니다. 중추신경계는 뇌와 척추 뼈 안에 있는 척수 신경을 말합니다. 그 이름처럼 핵심적인 신경으로 우리의 생존에 직결되는 작용을 조절하지요. 호흡이나 순환, 소화 등 거의 모든 중요 기능은 중추신경계에 의해 조절됩니다. 말하자면 우리 몸의 컨트롤 타워라고 할 수 있어요. 말초신경계는 우리 몸의 전체에 분포해 있습니다. 외부의 자극을 감지해 중추신경계로 전달하거나, 반대로 중추신경계의 명령을 전신에 전달하는 역할을 합니다. 여기서는 말초신경계 안에서도 특히 자율신경계를 살펴보려고 합니다.

자율신경이란 우리의 생명활동을 유지하기 위해 의지와 상관없이 기능하는 신경계입니다. 우리 몸의 곳곳에서 호흡이나 소화 작용 등을 지배하지요. 운동신경과 감각신경은 각각 뇌에서 명령을 내리거나 감각을 수용해 지각하는 식으로 작동하지만, 생체 기능을 유지하는 대사 등은 뇌가 아닌 자율신경이 통제합니다. 그런데 이 자율신경에는 교감신경과 부교감신경이 있습니다. 교감신경은 우리 몸을 흥분시키고, 부교감신경은 우리 몸을 진정 및 이완시키는 작용을 합니다. 같은 자율신경계 내의 문제이지만 메커니즘은 완전히 반대입니다. 그래서 수면 장애의 원인을 분석할 때는 교감신경 흥분에 의한 수면 장애인지, 아니면 부교감신경 흥분에 의한 수면 장애인지를 먼저 파악할 필요가 있어요.

병원에서는 자율신경검사heart rate variability, HRV를 통해 자신이 교감신경 우세형인지 부교감신경 우세형인지를 알 수 있습니다. 만약 이런 정밀검사를 통한 체크가 어려우면 다음의 설문을 통해 자신의 유형을 짐작해볼 수 있습니다. 각각의 설문에 A형 혹은 B형인지 하나를 골라 체크하고, 체크한 항목의 수를 각각 더해서 A형 응답이 많으면 교감신경 우세형, B형 응답이 많으면 부교감신경 우세형이라고 볼 수 있습니다.

자율신경 자가 진단

구분	A형	B형	
1	다른 사람에 비해 열이 많은 편이다.	몸이 전체적으로 찬 편이다 (손발 제외).	
2	음식을 빨리 먹는 편이다.	음식을 천천히 먹는 편이다.	
3	간혹 체하는 경우가 있다(전체적으로 소화는 잘 됨).	전체적으로 소화가 잘 되지 않는다.	
4	모임에서 말이 많은 편이다.	모임에서 남의 말을 듣는 편이다.	
5	하루 종일 무슨 일이든 해야 한다.	시간이 나면 조용히 있고 싶어진다.	
6	체구에 비해 손발이 작은 편이다.	사지 발달이 균형적이다.	
7	갑자기 기운이 빠질 때가 있다.	항상 기운이 없는 편이다.	
8	감정 기복이 있다.	감정 기복은 별로 없다.	
9	밖에서 다른 사람 만나기를 즐긴다.	집에서 혼자 있기를 즐긴다.	
10	커피, 녹차를 마시면 잠이 잘 오지 않는다.	커피, 녹차를 마셔도 수면에 영향이 없다.	
합계			

긴장과 불안으로 잠을 못 자고 있다면

갑자기 예기치 못한 스트레스를 받거나 생존에 위협을 받으면 우리 몸은 반사적으로 투쟁-도피 반응fight-or-flight response을 합니다. 길을 가다가 갑자기 사자를 만났다고 생각해보세요. 우선 재빨리 도망쳐야겠지요. 이를 위해 에피네프린(아드레날린이라고도 합니다)이 분비되면서 교감신경계가 흥분하고 스트레스 호르몬인 코르티솔 등도 마구 분비됩니다. 그러면서 주위가 더욱 잘 보이고 소리도 더 잘 들리며 혈액은 소화기관 대신 근육계로 향하며 우리 몸을 팽팽하게 긴장시킵니다. 말하자면 스트레스는 생존과도 직결되는 문제라고 할 수 있습니다.

이렇게 급성 스트레스로 인해 긴장 상태에 들어가면 교감신경이 계속 흥분된 상태가 유지되면서 잠들기가 힘듭니다. 흔히 '교감신경 우세형'이라고 부르는 타입입니다.

교감신경 우세형의 불면증 치료법

약물 치료	수면 영양제	인지 행동 치료
신경안정제	테아닌 가바 마그네슘	명상 호흡

앞에서 설명한 것처럼 교감신경 우세형은 늘 긴장하고 불안감과 초조감에 휩싸여 있으며 생각이 너무 많아서 잠을 못 잡니다. 저 역시 긴장으로 인해 쉽게 잠들지 못하는 교감신경 우세형인데, 자려고 누우면 일 생각으로 항상 머릿속이 복잡합니다. 입면은 어렵지 않은데 중간에 자주 깨는 편이지요.

이렇게 생각이 많고 긴장한 상태가 계속되는 등 스트레스가 많은 타입이라면 신경안정제를 통한 약물 치료가 가장 좋습니다. 저도 가끔씩 너무 자주 깨는 경우에는 신경안정제를 먹고 자기도 합니다. 최근에는 가급적 약을 먹지 않고 수면 영양제인 테아닌의 도움을 받고 있습니다. 테아닌뿐만 아니라 마그네슘, 가바 등도 교감신경을 낮추고 가바를 올리는 데 도움이 됩니다.

행동적인 측면에서는 명상과 호흡이 좋습니다. 교감신경과 부교감신경은 서로 반대로 작용합니다. 교감신경이 강해지면 부교감신경이 약해지고, 부교감신경이 강해지면 교감신경이 약해지는 식이에요. 명상과 호흡은 부교감신경을 활성화해서 지나치게 활성화된 교감신경을 가라앉혀 줍니다.

교감신경 우세형이 되는 이유는 늘 긴장하기 때문입니다. 자꾸만 긴장을 하는 가장 큰 이유는 마음에 두려움이 있기 때문이고요. 가령 부모님의 지나친 간섭으로 생기는 두려움이 유달리 강한 청소년들은 그 두려움을 이기기 위해 자기 나름대로 삶의 질서를 만들기 위해 노력합니다. 이런 경우 자신이 정해놓은 질서에서 벗어나지 않기 위해 끊임없이 상황을 예측하고 대응하면서 공부 잘하는 아이로 자라는 경우가 많아요. 미리 공부해야 마음이 편하니까요. 그래서 성공은 했는데 늘 질서를 유지하는 데 힘을 쓰다 보니 때로는 인간관계가 틀어지거나 자신의 계획이 외부 요인으로 실패하면 크게 분노하면서 잠을 못 자는 경우가 많아요. 특히 사업가와 정치가 중에 분노로 인해 잠을 잘 못 자는 경우가 많아요. 정권이 바뀔 때 정치 성향으로 인한 분노로 수면 장애를 경험하는 사례도 있고요. 이런 환자들은 늘 "어떻게 그럴 수가!" 하는 말을 늘 달고 삽니다. 원통함 때문에 잠은 더 안 오고요. 조용하고 좋은 밤에 자신의 일을 망친 사람 때문에 억울해서 잠을 못 자는 거예요.

하지만 그렇게 분노해봐야 우리 자신이 망가질 뿐입니다. "그럴 수가!"에서 조금만 바꿔서 "그럴 수도 있지" 하고 생각하면서 스스로를 가라앉히는 명상과 호흡을 해보시기를 권합니다. 두려움으로 인해 인생이 망가졌다고 생각한다면 지금까지 살아온 삶을 찬찬히 되돌아보세요. 힘든 시기에 도움을 준 누군가가 떠오를 것입니다. 그렇게 두려움을 이겨낼 수 있는 감사의 마음을 회복하고 "괜찮아, 별일 아니야. 늘 잘 지내왔잖아" 하며 스스로를 다독여주세요.

늘 우울하고 무기력해 잠이 오지 않는다면

수면 장애로 진료실을 찾아오시는 분들 중에는 우울하고 무력하면서 자존감이 떨어져 있는 분들이 있어요. 계속 자신감이 떨어져 있는데다 일상에서 상처를 심하게 받아 심적 고통으로 잠을 못 자고, 잠을 못 자기 때문에 일상을 영위할 에너지가 사라지는 악순환에 처한 분들이 있습니다. 혹은 이렇게 극심하지 않더라도 낮에 사람들과 함께 있을 때는 잘 지내다가 밤에 혼자 방에서 자려고 누우면 먹먹해지면서 잠이 잘 오지 않는 경우가 있습니다. 특히 1인 가구나 시험 준비 등으로 하루 종일 말할 기회가 없다면 그 정도는 더욱 심합니다. 마음이 허해서 야식을 시켜 먹고 밤늦게까지 드라마를 보다가 영상의 강렬함으로 인해 잠을 못 잡니다.

이런 경우는 보통 부교감신경이 우세한 경우입니다. 나이가 들면 부교감신경이 우세해지면서 교감신경이 떨어집니다. 신체 대사가 느려지면서 신경전달물질이 모두 감소하지요. 교감신경은 심장, 위, 장 등을 수축하는 반면 부교감신경은 기관지, 방광을 수축하는 역할을 합니다. 그래서 교감신경 우세형은 두근거림, 위장 장애 등으로 수면에 문제가 발생하는 반면 부교감신경 우세형은 기능성 방광으로 화장실에 가거나 천식 증상 등으로

부교감신경 우세형의 불면증 치료법

약물 치료	수면 영양제	인지 행동
아미트리프틸린(에트라빌) 트라조돈(트리티코) 미르타자핀(레메론)	트립토판 마그네슘 비타민 B6	사소한 일에서 기쁨과 행복을 찾기

수면 장애를 경험하는 경우가 많습니다.

앞에서 항우울제가 수면 장애를 극복하는 데도 도움이 된다고 이야기했지요. 물론 항우울제의 부작용으로 인해 잠드는 효과도 있지만 근본적으로 세로토닌이 부족하기 때문에 우울감을 느끼고 자꾸만 깊은 잠이 끊기며 자주 깨는 것입니다. 같은 이유로 나이가 들면 멜라토닌뿐만 아니라 세로토닌까지 떨어지기 때문에 잠을 잘 못 자게 됩니다.

우울감과 무기력이 더해진 수면 장애를 경험하는 경우에는 아미트리프틸린 같은 삼환계 항우울제 혹은 트라조돈 같은 우울증 약이나 레메론 같은 세로토닌 계열의 처방이 가장 좋습니다. 만약 수면 장애와 함께 밤에 자주 소변을 보는 문제가 있다면 부교감신경 억제제 같은 비뇨기계 약을 사용하면서 과민성 수축을 줄이고 방광 기능을 강화시키는 것도 좋은 전략입니다.

항우울제를 먹을 정도가 아니라면 트립토판과 마그네슘이 효과적이에요. 물론 항우울제를 먹는 것처럼 효과가 강하지는 않아서 중간에 잠에서 깰 수도 있습니다. 그러나 트립토판과 마그네슘, 비타민 B6 등 멜라토닌 분비량을 높여주는 수면 영양제를 복용하면 밤중에 멜라토닌 수치가 올라가 아침에 숙면을 취한 것처럼 개운하게 일어날 수 있어요. 제 임상 경험으로는 수면 영양제인데도 굉장히 효과가 좋았다고 말씀하시는 분들이 많았습니다.

또한 행동적인 면에서는 사소한 일에도 감사하고 행복해하기를 권합니다. 너무 무력하고 우울하기 때문에 삶에 기쁨을 잘 느끼기가 힘들 것입니다. 구태의연한 말처럼 느껴질 수도 있지만 작은 것들에 즐거워하고 감사하는 습관을 가져보세요. 혼자서는 힘들지만 영양제의 도움을 받으면서 생각과 행동을 바꾸는 연습을 해보시면 훨씬 수월할 것입니다.

최후의 방어선은 스스로 자존감을 유지하는 것입니다. 우리는 우리 스스로가 생각하는 것보다 훨씬 더 소중한 존재입니다.

번아웃으로 지쳐
잠 못 드는 밤에는

현대인 중에 번아웃 증후군을 경험해보지 않은 사람을 찾기가 오히려 힘듭니다. 제가 진료한 환자 중에 30대의 스타트업 대표가 있었습니다. 강남에 있는 멋진 사무실에 직원들도 모두 젊고 패기가 넘치는 IT 계열의 스타트업 대표였지요. 그런데 창업한 지 3년쯤 지나 경기가 안 좋아지면서 투자금이 거의 바닥나고 매출 부진으로 추가 투자를 받기가 쉽지 않은 상황이었습니다. 백방으로 뛰어다니며 마음 고생을 하다 보니 잠이 오지 않기 시작했습니다. 침대에 누워도 온갖 걱정과 불안에 사로잡혀 한숨도 자지 못하는 것입니다. 그래서 가장 먼저 신경안정제와 우울감을 해소하기 위한 항우울제를 처방해 몸의 회복을 위한 치료를 병행했습니다. 또 매일 저녁의 휴식과 주말의 휴식, 그리고 휴가를 잘 누리고 스트레스에만 인생을 맡기지 말고 연애, 가족 등 다른 일로도 스트레스를 분산시키기를 권했습니다.

이처럼 번아웃 역시 만성적인 스트레스로 인한 결과입니다. 처음에는 몸이 스트레스에 적응하기 위해 코르티솔을 분비하며 분투하다가 지나치게 장기화되면 탈진하고 마는 것이지요. 극심한 스트레스로 인해 몸과 마음이 모두 피폐해지는 경우입니다.

당연히 수면 장애가 동반되며 잠을 자도 피곤한 부신 피로 증후군이 함께 옵니다. 이 경우에는 부족한 잠을 채우는 것만으로는 문제가 해결되지 않습니다. 아침에 활력을 올려주는 영양제와 부신 강화제를 사용해 수면 사이클을 억지로라도 바로 잡아야 합니다. 즉 밤에는 수면제를 써서라도 억지로 잠을 자게 하고 아침에 일어나서 활동적으로 움직일 수 있게 돕는 것이지요. 그런데 너무 길게 작용하는 수면제를 쓰면 아침에 멍하고 힘듭니다. 그래서 입면만 유도하는 수면제나 아침까지 지속되지 않는 짧은 작용 시간의 항불안제 중심으로 쓰고 가능한 한 잠을 자게 하는 치료뿐만 아니라 아침에 몸이 깨어나도록 부신 호르몬을 강화하는 영양제를 쓰는 식으로 처방하는 경우가 많습니다.

번아웃으로 인한 불면증 치료법

약물 치료	수면 영양제	인지 행동 치료
졸피뎀(스틸녹스) 트리아졸람(할시온) 클로나제팜(리보트릴)	부신 영양제/DHEA 트립토판 테아닌 단백질 식사	생체 리듬의 회복 스트레스 관리

　번아웃 증후군에 시달리고 있다면 단백질을 충분히 섭취하는 것이 좋습니다. 부신 기능을 강화하기 위해서는 탄수화물은 피하고 단백질 중심으로 드시는 게 좋습니다. 코르티솔과 DHEA 같은 부신 호르몬은 콜레스테롤을 바탕으로 합성되고, 세로토닌과 도파민 등 신경전달물질은 단백질, 즉 아미노산으로부터 합성되기 때문에 양질의 지방과 단백질을 충분히 먹는 것이 중요합니다.

　스트레스에 대한 악순환 때문에 몸과 마음이 동시에 피곤해서 탈진 상태로 진료실에 오는 환자는 몸부터 치료합니다. 몸과 마음이 지친 사람은 잘 쉬고 잘 먹는 일이 중요합니다. 먼저 억지로라도 잠을 재우고 부신 기능을 회복시켜 일주기 리듬을 되찾아야 합니다. 그리고 나서 번아웃의 원인인 스트레스나 내적 갈등을 다스리고, 세로토닌 등의 도움을 통해 마음의 근육을 강화하는 것입니다. 불면은 몸과 마음이 지쳐간다는 몸의 첫 번째 신호일 수 있습니다. 따라서 수면을 관리하여 건강한 몸과 마음을 유지할 수 있도록 노력해야 합니다.

마음의 평화가 꿀잠을 부른다

성경에 "여호와께서 그의 사랑하시는 자에게는 잠을 주시는 도다"(시편 127:2)라는 구절이 있습니다.

사람이 돈으로 살 수 없는 것이 많아요. 노력해서 얻을 수 있는 것 중에 대표적인 것이 잠이에요. 잠은 스스로 노력해서 쟁취하는 것이 아닙니다. 앞에서 말씀드린 것처럼 잠을 자려고 투쟁하는 순간 질 수밖에 없습니다. 특히 급성 및 만성 스트레스 때문에 반복적으로 인생이 괴로운 분들은 몸과 마음과 영혼이 평안하지 않아서 잠도 못 자고 건강한 노화를 얻지 못해요.

잘 먹고 잘 자는 것이 안티에이징, 즉 항노화의 핵심입니다. 현대인들은 의지만 있으면 잘 먹을 수 있습니다. 그러나 잠은 의지대로 되지 않습니다. 저는 늘 안티에이징은 해피에이징이라고 합니다. 인생이 행복하지 않으면 노화에 대항할 수 없습니다.

어떻게 해야 인생이 행복하고 그 결과 꿀잠을 잘 수 있을까요?

행복의 필요조건은 무척 많고, 사람에 따라서도 다릅니다. 하지만 누구에게나 공통적인 세 가지 핵심적인 것이 있어요. 첫째로, 행복한 노화와 편안한 수면을 위해서는 가까운 사람과 원만하게 지내야 합니다. 그 사람이 가족일 수도 있고, 매일 만나는 직장의 동료일 수도 있어요. 아무리 크게 성공하고 가진 것이 많아도 가장 가까이 있는 사람, 매일 마주치는 사람과 전쟁을 치르고 있다면 행복할 수 없습니다. 세상에는 성공했으나 행복하지 않은 사람들이 많습니다. 이를 두고 '헛똑똑이'라고들 하지요. 우리가 왜 성공하고 돈을 모으려 하겠습니까? 결국 모든 것이 행복해지기 위함인데, 가장 가까운 사람과 불행하게 지내면서 행복을 바라는 것 자체가 어불성설입니다. 두렵기도 하고 마음의 상처로 인해 병든 탓도 있겠지만, 잠을 잘 자기 위해서는 가까운 사람과 잘 지내는 것이 중요합니다.

또한 많은 경우 수면 장애는 욕심에서 비롯됩니다. 남들보다 잘 먹고 더 많이 소유해야 한다는 욕심이 잠을 못 자게 하지요. 부자는 돈으로 거의 모든 것을 살 수 있겠지만 평안한 잠은 살 수 없습니다. 오히려 부를 이루는 과정에서 너무 많은 일을 하고 복잡한 대인 관계를 견뎌내야 합니다. 게다가 언제 그 부를 잃을지 몰라 노심초사하며 잠을 못 이루지요. 인생을 단순하게 사세요. 사소한 일에 감사하며 매일의 일상에서 안정감을 찾아야 합니다.

마지막으로 다른 사람과 자신을 비교하지 마세요. 눈에 보이는 환경과 매일같이 경험하는 투쟁은 부수적인 요소에 불과합니다. 자꾸만 자신을 남과 비교하고 그로 인해 분노와 좌절을 느끼면 우리 내면은 한순간 나락으로 떨어지고 맙니다. 우리가 이미 가진 행복의 요소를 누리지 못하게 만드는 요인도 결국 내가 가지지 못한 작은 것을 남이 가졌다는 사실을 참지 못하는 마음 때문입니다. 반대로 남이 아무리 큰 것을 갖고 있어도 내가 가진 작은 것을 진심으로 기뻐한다면 이로 인해 내 마음의 평화를 누리고 꿀잠을 잘 수 있습니다.

"생각은 크게 그러나 작은 일에 감사하라Thinks big, but be grateful for small things."

행복한 노화를 위해서 그리고 꿀잠을 위해서 작고 소중한 것에 진심으로 감사하며 잠드는 습관을 가지기 바랍니다. 그것이 해피에이징이고 몸과 마음의 웰케어입니다.

잠 못 이루는 그대에게

Q1. 오래전부터 수면제를 복용하며 치매를 걱정하고 있어요. 그래도 약을 안 먹으면 잠이 안 와서 어쩔 수 없이 복용 중입니다. 치매 걱정 없는 약을 알고 싶어요.

✅ '수면제를 먹으면 치매에 걸린다'라는 생각이 사람들에게 강력하게 각인되어 있습니다. 하지만 수면과 관련된 약은 종류가 많습니다. 약국에서 처방전 없이 구할 수 있는 일반 의약품, 즉 항히스타민제의 부작용을 이용한 수면유도제가 있고, 중간에 자꾸 깨는 경우에 수면을 유지시켜주는 신경안정제가 있습니다. 또 세로토닌이 뇌에서 오래 머무를 수 있도록 하는 항우울제를 쓰기도 합니다. 꼭 세로토닌 계열의 약이 아니어도 항우울제 중에 수면을 유도하는 약이 많습니다. 치매를 일으킬 위험이 있는

약은 벤조디아제핀 계열의 신경안정제에 국한되는데, 길게 작용하는 약보다는 짧게 작용하는 약일수록 치매를 일으킨다고 합니다.[1]

그런데 수면제가 문제가 아니라 그와 반대로 잠을 못 자서 우울감을 느끼고 생활 리듬이 망가지면 그 자체가 치매를 일으키는 위험 요인이 됩니다. 스트레스도 그렇습니다. 졸피뎀 성분의 스틸녹스처럼 수면 장애를 겪을 때 처방받는 대표적인 수면제의 경우 장기간 복용했을 때 치매 위험이 있다는 연구는 아직 없으니까 안심하셔도 좋습니다.

다만 심리적 의존감으로 인해 약을 복용하기가 꺼려지고 수면제의 부작용이 크다면 다른 방법도 있으니 꼭 수면제만을 고집하지 않아도 됩니다. 모든 약제가 치매를 일으키지는 않아요. 치매 걱정으로 수면제를 복용하기가 꺼려진다면 세로토닌 계열의 약을 쓰거나 호르몬 치료 혹은 수면 영양제를 복용하는 방법도 있어요. 불면의 악순환을 끊을 수 있는 자신만의 방법을 찾아보기 바랍니다.

만성 불면증이 아니라 업무상 혹은 인간관계 문제로 한두 달정도 잠을 못 자는 경우에는 수면제를 먹지 않겠다고 버티다가 오히려 악성 불면증으로 발전하는 경우도 있습니다. 그래서 1달이내 정도의 단기적으로 끝나지 않고 지속되는 수면 장애를 겪고 있다면 의사와 상의해서 수면유도제 혹은 수면 영양제를 처방 받으시기를 권유합니다. 일찍부터 수면 역전의 리듬을 끊지 않으면 수면 장애가 만성화될 우려가 있습니다.

Q2. 가바나 세로토닌, 멜라토닌, 5-HTP, 비타민 B6, 트립토판, 마그네슘 등 수면 영양제는 언제 어떻게 복용해야 효과를 볼 수 있을까요?

💧 질문의 핵심은 수면 영양제를 언제쯤 복용하면 좋을까 하는 문제입니다. 그런데 이 부분은 개인마다 조금씩 차이가 있습니다. 우리나라에서는 건강기능식품이 식품의약품안전처의 엄격한 관리 대상이고, 특히 국내에서 조제하지 않는 제품에 대한 통관도 까다롭습니다. 해외에서는 어디서나 쉽게 구할 수 있는 멜라토닌조차도 처방전이 없으면 구하기가 어렵습니다. 전 세계에서 불면 인구가 가장 많은 대한민국에서 홍삼이나 비타민 등 활력을 올려주는 영양제는 쉽게 구할 수 있는 반면 수면 영양제는 쉽게 구할 수 없어서 아쉽습니다. 다만 기능의학 병원 등에서는 고기능 영양제를 약 대신 처방하는 곳이 많으니 근처의 기능의학 병원을 한번 찾아보시면 좋을 듯합니다.

수면 영양제는 수면을 유도하느냐 수면을 유지하느냐의 목적에 따라 먹는 시간이 달라요. 예를 들면 자려고 누워도 잠이 조금도 오지 않는 경우, 서너 시간 이상 말똥말똥한 경우에는 영양제가 도움이 되지 않아요. 그런 분은 먹자마자 잠에 빠져드는 수면제인 졸피뎀 성분의 스틸녹스 같은 약이 좋습니다. 참고로 수면제와 영양제는 동시에 먹어도 큰 문제는 없습니다.

수면 영양제가 몸에서 작용하기까지의 시간이 중요해요. 가령 수면 영양제의 효과가 나오기까지 2시간 정도 걸리는 사람이라면 밤 12시에 자고 싶을 때 10시쯤 영양제를 복용해야겠지요. 이런 개인차는 직접 복용해보면서 확인해보는 수밖에 없습니다. 영양제를 먹었을 때 졸리는 시간, 약에 대한 민감도를 찾아봐야 합니다. 또는 방광이 예민해서 물을 마시면 바로 화장실에 가야 하는 경우라면 잠들기 직전보다는 한참 전에 드시면서 충분히 물을 마시고 소변을 보신 후에 잠자리에 드시는 편이 좋습니다.

하지만 수면 영양제는 길게 작용하지 않기 때문에 수면 유도가 아니라 수면 유지가 목적이라면 잠들기 직전에 복용하는 편이 좋습니다. 그래야 새벽에 잠 깨지 않을 수 있습니다. 물론 수면 영양제를 복용해도 잠에서 깰 수 있습니다. 하지만 그런 경우에도 바로 다시 잠들 수 있고, 도중에 여러 번 깨더라도 아침에 덜 피곤한 경우가 많습니다.

정리하자면 어떤 수면 영양제든 간에 수면을 유도할 목적이라면 잠자려는 시간보다 조금 일찍, 중간에 깨는 현상을 방지하기 위해서라면 잠들기 직전에 복용하기를 권합니다.

Q3. 어떤 수면제도 듣지 않아서 신경정신과에서 처방받은 신경안정제를 먹고 잠을 자요. 신경안정제가 없으면 하품만 계속 하고 정작 잠을 자지 못해요. 낮에 자고 싶어도 잘 수 없고 밤에는 20~30분 정도 자면 해가 뜹니다. 2시간 정도 걷기 운동을 해서 몸을 피곤하게 만들어도 신경안정제를 먹지 않으면 못 잡니다. 불면증이 생긴 지는 2~3년쯤 됐고 그 무렵부터 갑상샘 항진증을 앓고 있는데, 혹시 이 문제가 수면에도 영향을 미치나요?

⊘ 갑상샘 항진증이란 갑상샘 호르몬이 지나치게 높아지는 병인데, 그레이브스 병이라고 불리는 자가면역질환으로 분류됩니다. 대표적인 증상으로는 두근거림과 체중 감소, 피로감 등이 있습니다. 갑상샘 호르몬이 항진되면 신진대사가 빨라지고 교감신경이 높아지면서 밤의 안정된 수면에도 방해가 됩니다.

앞에서 수면 호르몬인 멜라토닌 호르몬을 살펴보았지요. 그래서 수면에 문제가 생기면 멜라토닌 검사를 고려해볼 수도 있지만, 멜라토닌 호르몬은 나이가 들면 자연스럽게 그 수치가 떨어지기 때문에 병원에서는 멜라토닌 검사를 하지 않습니다. 따라서 이럴 때는 코르티솔 수치를 확인하는 것이 좋습니다. 멜라토닌과 달리 코르티솔은 나이가 들어도 그 분비량이 감소하지 않기 때문입니다. 코르티솔은 노화보다는 스트레스와 관련이 있기 때문이지요.

특히 이 사례에서는 낮에 잠을 자고 싶어도 못 잔다는 점이 중요합니다. 보통 밤에 두세 시간밖에 자지 못했다면 낮에 잠이 오는 것이 일반적입니다. 하지만 이 사례는 낮에도 잠을 잘 수 없다고 하지요. 몸이 늘 각성 상태에 있기 때문에 벌어지는 일입니다.

우리 몸에는 정해진 생체 리듬이 있어서 일정한 주기로 각성과 이완을 반복하며 깨어났다가 쉬기를 반복합니다. 그런데 늘 예민하게 곤두서 있는 경우에는 이 리듬이 깨져버려요. 이런 경우에는 문제를 해결하기가 어렵습니다. 보통은 낮에라도 쪽잠을 자면 그동안 쌓였던 수면 부채가 해결되면서 조금씩 생체 리듬이 돌아오게 됩니다. 하지만 낮에 잠을 보충하기도 어려운 상황이라면 알프라졸람 성분의 자낙스처럼 비교적 짧게 작용하는 신경안정제를 복용하고, 필요하다면 교감신경의 흥분을 진정시켜주는 테아닌 같은 수면 영양제를 추가로 복용해 몸의 긴장도를 낮추는 방법이 좋습니다. 앞의 질문에서 대답했듯, 수면제와 수면 영양제를 함께 복용해도 큰 문제는 없어요.

성장기가 아니면 잠을 나눠 자도 괜찮습니다. 꼭 밤에만 잘 필요도 없어요. 저는 점심시간을 활용해 쪽잠을 자는 편입니다. 오후가 되면 졸려서 힘들기 때문에 일부러 짧은 낮잠을 자는 습관을 들인 것이지요. 그렇게 자야 오후에도 정신이 명료하고 저녁에 덜 피곤해서 취침 시간을 일정하게 유지할 수 있습니다.

한 가지 팁을 드리자면, 안마의자나 안마기 등으로 척추 부분을 자극해 교감신경을 진정시키고 부교감신경을 활성화시키는 것도 방법입니다. 경추부터 흉추까지 마사지하며 자극해주면 좋습니다. 이 부분은 뇌나 심장으로 분포되는 교감신경이 시작되는 지점이기 때문에 그렇습니다. 자신만의 낮잠 노하우를 찾아보시고, 수면의 양이 부족하다면 낮에라도 신경안정제를 먹고 한숨 자는 것도 좋습니다.

Q4. 51세 여성입니다. 밤에 여러 번 깨서 화장실을 4~5번 정도 가요. 그래서 늘 수면이 부족하고, 아침에는 정신이 맑다가도 낮에는 상사의 단순 지시도 못 알아들을 만큼 집중력이 흐려져 업무에 지장이 큽니다. 테아닌을 복용하고 있고 낮에 햇볕도 자주 쬐고 있는데 무엇을 더해야 할까요?

⊘ 나이와 성별을 고려할 때 갱년기의 영향을 간과할 수 없습니다. 원래는 수면 장애가 없다가도 갱년기에 들어서면 수면 장애를 경험하는 경우가 많습니다. 개인차는 있지만 대체로 평균 만

49세 전후로 갱년기가 찾아옵니다. 갱년기로 인한 문제라면 수면유도제나 신경안정제보다는 갱년기 호르몬을 보충하거나 관련 식품을 드셔보는 것이 좋습니다.

보통 나이가 들면 방광 기능이 조금씩 약해지기는 하지만, 51세라면 노년에 흔한 요실금 같은 심각한 구조적 이상 소견은 아닐 것입니다. 따라서 밤에 자주 깨서 여러 번 화장실을 간다면 방광 문제를 고려해볼 수 있어요. 일반적으로 깊은 잠을 자지 못하고 선잠을 잘 때 요의를 느끼는 경우가 많습니다. 평소에는 아무런 느낌도 없다가 긴장하면, 예를 들어서 강의나 회의 등에 참석하려고 하면 꼭 화장실을 가고 싶어지지요. 부교감신경이 방광을 수축시키고 요도를 열리게 만들기 때문입니다. 따라서 조금이라도 신경이 예민해지면 화장실을 왔다 갔다 할 수 있어요.

다시 말해서 기능성 방광이나 밤에 마신 물로 인한 야뇨로 잠을 못 자는 것이 아니라, 선잠을 자기 때문에 신경이 요의에 집중되면서 화장실을 가는 것입니다. 문제는 왔다 갔다 하면서 잠이 다 깨버린다는 점이지요. 이렇게 자주 화장실을 갈 정도로 잠을 설친다면 신경안정제를 반 알이라도 복용하는 게 도움이 됩니다.

또 이 사례는 잠이 부족해 낮에 완전히 멍한 상태입니다. 상사의 단순 업무 지시도 수행하지 못할 정도라면 직장 생활에 문제가 크지요. 이는 갱년기 문제와 별개로 장기적인 만성 스트레스로 인한 부신 역전 혹은 부신 호르몬 저하의 가능성이 높아 보입니다. 타액을 통한 호르몬검사 혹은 혈액 내 코르티솔 및 DHEA 농도 검사, 그도 아니라면 자율신경검사를 통해 부신의 기능이 저하되지는 않았는지 살펴볼 필요가 있습니다. 부신 기능이 저하된 상태라면 아침에는 부신 강화제를 복용하고 저녁에는 갱년기 호르몬제를 복용하는 치료를 병행하면 좋습니다. 만약 검사했는데 도파민 수치 부족이라는 결과가 나왔다면 오전에 도파민제제를 복용해 낮 동안의 졸림과 브레인포그(뇌가 멍한 상태)를 치료하는 것도 도움이 됩니다.

Q5. 쉽게 잠들지 못하고 잠이 들어도 5분, 10분 단위로 깹니다. 졸피뎀을 10년 이상 복용하고 있는데 이제는 약을 먹고도 밤을 새웁니다. 머리가 아프고 기억이 흐려서 일상생활도 꿈꾸는 것처럼 몽롱하고 너무나 힘듭니다. 직장 생활도 가정 생활도 엉망이에요.

◉ 졸피뎀은 수면을 유도하는 약인데, 벌써 10년 이상 복용했다고 하셨어요. 졸피뎀을 먹으면 잠이 잘 들기는 합니다. 하지만 짧게 작용하는 약이기 때문에 심각한 수면 장애의 경우에는 약 효과가 떨어질 무렵이 되면 중간에 깨기도 해요. 그 뒤에 바로 잠들면 좋은데 계속 깨면서 불안감이 커지고 그러면서 더 못 자게 되

는 악순환에 빠집니다. 당연히 아침에 일어나면 머리가 아플 수밖에 없고 하루 종일 머릿속이 엉망이 되죠.

수면 문제로 신경정신과를 찾아가면 졸피뎀 성분뿐만 아니라 항우울제인 트라조돈 성분, 그리고 신경안정제인 클로나제팜 성분 등 서너 가지 약을 동시에 씁니다. 이렇게 심각한 고통을 호소하는데 약을 안 쓸 수도 없어요. 문제는 그 약을 쓰면서 장기적으로 계속 그 약을 쓸 수밖에 없는 상태가 지속된다는 점입니다. 결국에는 복용량을 늘릴 수밖에 없는 악순환에 빠집니다.

때로 진료실에서 입면과 유지 모두 문제가 있는 분들을 종종 만납니다. 이런 경우 단순히 수면의 문제는 아닐 가능성이 큽니다. 호르몬 수치와 우울증 정도도 진단이 필요합니다. 세포 내 에너지 발전소인 미토콘드리아나 몸의 해독 작용, 장내 미생물, 소화계, 근골격계도 모두 살펴보고 생활 습관이나 정서에도 문제가 없는지 알아보아야 합니다. 혹은 이 전부가 문제일 수도 있어요. 단순히 한두 가지가 잘못되어서는 이처럼 심각한 불면이 나타나지는 않습니다.

따라서 신경정신과에서 주는 약을 계속 먹기보다는 다시 처음으로 돌아가 문제의 원인, 즉 기능의학적인 측면에서 세포와 호르몬 등 분자 수준에서 점검해봐야 합니다. 이런 악성 수면 장애는 그 원인을 검사하는 데도 상당한 시간과 비용이 소요됩니다. 그러나 문제를 자각했을 때 바꾸지 않으면 점차 악화되어 일상생활은 물론이고 대인 관계에도 영향을 미쳐서 힘들어집니다. 기능의학적인 종합검사로 처음부터 문제의 원인을 다시 짚어보시기를 권유합니다.

Q6. 자나팜정(알프라졸람 성분) 0.5밀리그램, 명인트라조돈염산염정(트라도존 성분) 25밀리그램, 루나팜정(항불안제인 벤조디아제핀의 일종인 플루니트라제팜 성분) 0.5밀리그램을 처방 받아 복용 중인 73세입니다. 멜라토닌 성분의 서카딘도 처방 받아 복용했는데 신경정신과에서 1년 넘도록 진료를 받아도 부작용에 대해서는 잘 알려주지 않아요. 치매가 올 위험은 없을까요?

◎ 자나팜과 루나팜은 둘 다 벤조디아제핀 계열의 신경안정제입니다. 트라조돈은 정신과에서 처방하는 잠을 유발하는 부작용이 있는 항우울제이고요. 멜라토닌은 미국에서 3밀리그램부터 5밀리그램, 8밀리그램, 16밀리그램 제제까지 나와 있어요. 서카딘은 우리나라에서 처방을 통해 복용할 수 있는 멜라토닌인데, 이분에게 멜라토닌으로는 *끄떡*도 안 하실 거예요. 상대적으로 약한 수면 호르몬이기 때문이기 때문입니다.

이렇게 신경안정제와 항우울제를 복용할 때 많이들 치매를 걱정합니다. 앞에서 살펴본 것처럼 벤조디아제핀 계열의 약물은 치매 유발 위험을 높인다고 하니까요. 이럴 때는 벤조디아제핀 계열의 신경안정제를 두 가지나 쓰기보다는 세로토닌 분비를 촉진하는 세로토닌 계열 약을 쓰는 편이 좋습니다. 또 노화로 인해 성장 호르몬, 부신 호르몬, 갑상샘 호르몬 등 호르몬 수치가 모두 떨어져 있을 테니 호르몬을 보충하는 방법도 병행해야겠지요. 필요하다면 교감신경 우세형인지 부교감신경 우세형인지를 알아보고 교감신경이 너무 높지 않으면 혹은 불면의 원인이 긴장이나 흥분이 아니라면 신경안정제 하나를 줄여보면 좋습니다.

Q7. 신경안정제를 먹어서 잠은 빨리 드는데 정확하게 새벽 3시~3시 30분에 꼭 깨고 말아요. 그걸로 제 잠은 끝입니다. 낮잠은 한 번도 자본 적이 없어요. 가슴이 두근거려서 죽을 지경입니다. 아예 못 잔 날은 심한 두통에 손이 떨리는 증상까지 있어서 응급실도 갔지만 이상이 없다는 결과만 받았습니다.

새벽의 특정 시간만 되면 잠에서 깨는 경우가 많아요. 보통 새벽 2시파, 새벽 3시파, 새벽 4시파가 있습니다. 칼같이 그 시간이면 깨는 것이지요. 이런 식으로 잠은 쉽게 들어도 일찍 깨고 마는 생체 리듬을 가진 경우가 있어요. 문제는 이 사례처럼 새벽

3시에 깨고 나면 그걸로 그날 수면은 끝입니다. 그다음부터는 누워서 자려고 해도 한숨만 나오고 조금 지나면 이미 동이 트고 있어요. 아침마다 힘들고 괴롭죠. 잠을 못 잤다는 강박 때문에 하루를 시작해야 하는 아침부터 김이 샙니다.

만약 중간에 일어날 때 다시 잠이 안 오면 졸피뎀 성분의 스틸녹스나 트리아졸람 성분의 할시온 등 짧게 작용하는 수면제를 한 번 더 쓰는 것도 고려해볼 수 있습니다. 처음 잠들고자 하는 시간에 반 알 먹고, 머리맡에 남은 반쪽을 두었다가 잠에서 깨면 복용하는 식입니다. 때로는 수면유도제를 먹는 사실 자체로 심리적 안정감을 얻는 경우도 있어요. 약을 반 알씩 나눠 복용하는 정도는 약에 의존한다고 보기 어렵고 효과도 좋습니다.

클로나제팜 성분의 리보트릴 같은 길게 작용하는 약을 복용하는 것도 방법입니다. 작용 시간이 긴 약은 아침에 일어나기 힘든 경우가 많은데, 이 사례는 아침에 일어나기 힘든 경우는 아닙니다. 자꾸만 잠에서 깬다는 점으로 미루어보아 교감신경 우세형일 가능성이 높아요. 이런 경우에는 작용 시간이 긴 약제를 복용해도 아침에 잘 일어나는 편입니다. 또는 신경안정제는 최소화하고 테아닌이나 가바 등의 수면 영양제를 쓰면서 개선해나가는 방법도 좋습니다.

또 생활 습관을 살필 필요도 있습니다. 새벽에 일찍 깨서 다시 못 자고 있을 때 스마트폰을 보거나 시계를 보면 다시 잠들기 힘듭니다. 시간을 확인하는 순간 잠에서 깨어나는 습관이 들 수 있기 때문입니다. 깼을 때 몇 시인지 모르는 채로 다시 잠들기 위해 노력하는 편이 좋습니다. 따라서 잠자리에 스마트폰과 시계는 치워두는 편이 좋습니다.

Q8. 테아닌, 트립토판, 글리신, 가바 같은 아미노산 여러 가지를 같이 복용하면 흡수율이 떨어지나요?

✅ 식사든 약이든 영양제든 먹어서 보충하는 경우는 모두 동일한 흡수 과정을 따릅니다. 우선 식도를 내려가 위에서 흡수가 되겠지요. 그리고 소화 기능을 통해 소장에서 대장을 거치면서 위에서 미처 흡수되지 못했던 영양소가 재흡수되어 우리의 혈액으로 들어옵니다.

약의 성분이 혈액으로 들어와 대사되면 흔히 약리 작용을 한다고 말합니다. 약리 작용을 할 때 약의 성분이 제대로 대사되기 위해서는 덩어리가 잘게 쪼개져서 가바로 바뀌는 과정을 거치는데 이 과정에서 간과 신장이 중요한 역할을 합니다. 간은 사이토크롬 P450 cytochrome p450이라는 효소를 분비해 약의 성분을 쪼개고 그 성분을 흡수하는 데 필요한 수용체를 보내서 효과를 나타냅니다.

그럼 성분의 상호 작용은 어떻게 일어날까요? 물론 여러 가지를 동시에 복용했을 때 서로 더 나은 방식으로 작용하는 경우도 있습니다. 가장 대표적인 사례가 철분제와 비타민 C의 사례입니다. 철분제와 비타민 C를 함께 복용하면 흡수 과정에서 상호 작용이 일어납니다. 간에서 대사 과정이 경쟁적으로 작용하면서 비타민 C가 철분의 혈중 농도를 높이는 효과를 일으키지요. 철분 흡수를 높이는 비타민 C나 오렌지 주스는 궁합이 잘 맞는 영양소인 반면, 칼슘 제제나 제산제는 오히려 철분 흡수를 떨어지게 만드는 조합입니다.

테아닌, 트립토판, 글리신, 가바는 모두 아미노산입니다. 아미노산은 음식으로 섭취하는 단백질을 분해해서 얻을 수 있는 최종산물이지요. 그 때문에 약물이나 영양소(비타민, 미네랄 등)의 흡수를 방해하거나 간에서 충돌이 거의 일어나지 않습니다. 실제로 '메가드림' 같은 강력한 이름이 붙어 있는 수면 영양제의 경우 테아닌, 트립토판, 가바가 모두 함유되어 있습니다. 그래서 아미노산의 흡수 문제는 걱정하실 필요가 없습니다.

Q9. 불면증이 심한데 멜라토닌과 테아닌을 먹으면 두통이 옵니다.

● 영양제를 복용했는데 부작용이 나타나는 사례입니다. 개인적으로는 반가운 질문이기도 합니다. '영양제를 먹는다고 잠을 잘 수 있겠어?' 하고 생각하는 경우가 많은데, 영양제만으로도 부작용이 나타난다는 건 영양제 역시 어느 정도 효과가 있다는 의미이니까요. 저도 진료실에서 처방을 했던 경험을 돌이켜보면 트립토판을 처방했는데 울렁거린다는 경우도 있고, 테아닌을 처방했는데 한숨도 자지 못했다는 경우도 있었습니다. 모든 영양제와 모든 약제는 적용 단계에서 원치 않는 부작용이 나타나는 경우가 있는데 이를 명현반응이라고 합니다. 사례의 두통 역시 명현반응이라고 할 수 있어요.

실제로 테아닌은 경우에 따라서는 집중력을 향상시키는 영양제로 처방되기도 합니다. 그래서 테아닌을 복용했다가 오히려 말똥말똥해지면서 잠이 오지 않는 경우도 있어요. 테아닌이 머리를 맑게 하는 작용이 있기 때문입니다.

멜라토닌의 드문 부작용 중에는 두통도 있습니다. 테아닌 역시 메슥거림과 두통을 동반하기도 해요. 이 사례에서는 멜라토닌과 테아닌 중에 무엇이 두통을 유발하는지 정확히 알 수 없지만 지속적으로 두통이 있다면 이 영양제들이 맞지 않는다는 의미입니다. 이럴 때는 다른 영양제나 약제로 대체해야 합니다. 그런데 한편으로는 멜라토닌이 편두통을 호전시킨다는 논문도 있어요.[2] 물론 다른 요인이 두통을 일으키지는 않는지 알아봐야겠지만, 멜라토닌과 테아닌 둘 중에 무엇이 두통을 일으키는지 확인해볼 필요도 있습니다. 그럴 때는 한 가지씩 교차 방식으로 복용해보면 됩니다.

한번에 약을 끊고 수면 영양제로만 잠들 수는 없느냐는 질문이 종종 들어옵니다. 절대 그러지 마세요. 오히려 생체 리듬이 망가질 수 있습니다. 평소 생활 패턴이나 호르몬 문제도 고려해야 해요. 따라서 평소 신경안정제를 세 가지씩 복용하고 있었다면 하나로 줄이고 이전에 복용해보지 않았던 영양제와 호르몬 등을 처방하는 방식이 효과적입니다. 호전되는 정도가 약하더라도 이 방법이 좋습니다. 저는 이런 방식을 두고 포트폴리오라고 말하기도 해요. 복용하는 영양제 개수는 늘어날 수 있지만 한 가지 약만으로 싸우기보다는 영양제, 호르몬 등을 더해 서너 가지로 연합군을 만들어 싸우게 하는 편이 더 낫습니다.

수면 영양제를 포함한 약을 한 움큼씩 먹는다는 사실을 불행하게 느끼는 경우도 있어요. 여러 가지 영양제와 약을 복용하는 비용도 부담스럽고 부작용이 걱정될 수도 있습니다. 그런데 멜라토닌은 생체 리듬뿐만 아니라 피부에도 도움이 됩니다. 테아닌과 마그네슘도 단순히 수면에만 도움이 되는 것이 아니라 여러 좋은 효과를 안겨주지요. 약에 의존하고 싶지 않은 마음이 강하다면 한번에 바로 끊기보다는 약을 점차 줄이고 영양제 등 대체 치료를 늘려가는 편을 권합니다.

Q10. 수십 년간 정신적으로 스트레스를 받다가 이제는 불면이 만성화되었습니다. 햇볕도 쐬고 목욕도 하고 자기 전 따뜻한 우유를 마시거나 양파를 베개 옆에 놓아두기도 하고 허브를 가져다두기도 하는 등 별별 시도를 다 해보았어요. 너무 졸린데 침대에 누우면 잠이 달아나고 따뜻한 안대도 써보는 등 온갖 노력을 해도 날밤을 새워요. 그러면 아침에는 두통이 올라오고 신경은 날카로워져서 하루를 시작합니다. 하루 3시간만 푹 잘 수 있다면 소원이 없겠어요. 약을 길게 복용하면 치매가 온다는 말도 있고, 약을 복용해도 효과가 없습니다. 낮잠도 잘 안 오는데다 낮잠을 자면 저녁에 못 자니 두렵기만 합니다. 수면 검사도 해보았지만 나아지지 않고 고통스럽기만 해요.

❤ 마지막 질문이네요. 저도 비슷한 고통을 경험해봐서 안타깝습니다. 온갖 노력을 다해보고 실패한 끝에 하루 종일 '내가 어떻게 잠들 수 있을까'만 고심하는 것입니다. 이렇게 전투하듯이 잠

과 싸우면 질 수밖에 없습니다. 잠은 쟁취하는 것이 아니라 찾아오는 것입니다. 그런데 그게 쉽지 않죠.

이런저런 노력을 다했는데도 잠이 오지 않으면 잠자는 일이 삶의 목표가 되면서 그에 대한 강박이 오히려 수면을 방해합니다. 이렇게 악성 수면 장애를 경험하는 경우에는 잠만 자면 성공이고 행복해질 것 같고 뭐든지 해낼 수 있다고 생각하면서 삶의 모든 에너지를 오로지 잠과의 전투에 투입합니다. 하지만 스트레스를 이기려면 그 문제에 집중해서는 안 됩니다. 오히려 그 문제에 쏟는 노력과 신경을 축소하고 분산시켜야 합니다. 인생에서 그저 지나가는 일이라고 축소시키고 내 삶의 행복까지 빼앗지 못하도록 의도적으로 그 영향력을 무시해야 합니다. 인생은 언제나 변화하며 한 가지 요인에 의해 좌지우지 되지 않기 때문입니다.

진료실에 찾아오는 환자분들에게도 늘 강조하지만 선잠도 잠입니다. 불면을 겪는 환자에게 스마트밴드를 차게 해서 수면을 모니터해보면 대부분 첫 번째 한 시간 반 정도는 잘 잡니다. 앞에서 생체 리듬을 설명하며 이야기한 것처럼 대부분의 사람들이 하루 네 번에서 다섯 번 정도의 수면 사이클을 거칩니다. 이때 첫 사이클인 한 시간 반 정도는 깊이 잠을 자지만, 그 뒤로는 모두가 얕은 잠을 잡니다. 그중에 어떤 사람은 특히 각성되어 있어서 중간에 깬 일을 기억하는 것이고요. 바꿔 말하면 수면의 첫 번째 사이클인 한 시간 반을 잘 자는 것만으로도 우리 몸은 충분히 회복하며, 그 뒤로는 누워 있는 자체만으로도 회복합니다. 선잠도 잠인 것이지요.

Q&A의 결론으로 강조하고 싶은 바가 있습니다.

잠을 못 자게 하는 원인에는 급성 스트레스도 있지만, 만성적 수면 장애의 원인은 망가진 생체 리듬인 경우가 많습니다. 따라서 장내 미생물의 균형을 찾고 체내에 축적된 중금속을 제거하며 호르몬의 균형을 찾는 등 여러 치료를 병행하며 몸의 상태를 회복하면 수면 문제도 자연스럽게 해결됩니다. 그리고 이렇게 몸의 균형을 되찾도록 도와주는 것이 기능의학의 방식이에요.

잠은 목적이 아니라 결과입니다. 전투적으로 잠을 자려고 노력하지 마세요. 잠과 싸우지 말고 불면과 벗이 되어 달래가다 보면 어느 순간 건강한 수면을 되찾을 수 있을 것입니다. 여러분이 이렇게 건강을 되찾고 활력 넘치는 삶을 살아갈 수 있으면 좋겠습니다. 이 책을 읽는 모두가 진실로 잘 자기를 기원합니다.

나의 수면은 얼마나 개선되었을까

수면의 질을 점수화하는 방법으로 1988년 피츠버그대학교 연구팀이 만든 피츠버그 수면의 질 점수 척도가 있습니다. 보통 수면과 관련된 연구에서 가장 자주 이용되는 척도입니다. 우리나라에서는 이 항목을 약간 수정하여 한국판 피츠버그 수면의 질 지수Korean version of the Pittsburgh sleep quality index, PSQI-K를 사용합니다.

피츠버그 수면의 질 지수에서는 수면에 관해 총 7가지 항목을 평가합니다. 주관적으로 느끼는 수면의 질과 수면 잠복기, 수면 시간, 수면 효율, 수면 방해, 수면 약물, 주간 기능 장애의 7가지입니다. 아래의 설문은 한국판 피츠버그 설문을 약간 수정한 것입니다. 이 책에서 소개한 내용을 바탕으로 수면 장애 치료법을 시도해볼 예정이라면, 개선 방법을 시도한 전후로 얼마나 수면 장애가 개선되었는지 확인해보는 것도 도움이 될 것입니다. 응답한 내용을 바탕으로 점수를 계산해보고 수면의 질을 평가해보세요.

지난 한 달간의 수면 습관을 바탕으로 다음의 질문에 대답하세요.

1. 지난 한 달간 평소 몇 시에 잠들었습니까?

　　보통 오전/오후 _____ 시 _____ 분에 잠자리에 든다.

2. 지난 한 달간 밤에 잠자리에 들어 잠들기까지 얼마나 오래 걸렸습니까?

　　_____ 시간 _____ 분이 걸린다.

3. 지난 한 달간 평소 몇 시에 일어났습니까?

보통 오전/오후 _____ 시 _____ 분에 일어난다.

4. 지난 한 달간 밤에 실제로 잠을 잔 시간(실제로 잠자리에 누워 있었던 시간과 다를 수 있습니다)은 어느 정도입니까?

하룻밤에 _____ 시간 _____ 분

5. 지난 한 달간 아래의 이유로 수면에 얼마나 자주 문제가 있었습니까? 가장 적합한 응답에 체크하세요.

질문	없다 **0**	주 1회 미만 **1**	주 1~2회 **2**	주 3회 이상 **3**
a. 취침 후 30분 이내에 잠들 수 없었다.				
b. 한밤중이나 새벽에 깼다.				
c. 화장실에 가려고 일어나야 했다.				
d. 편안하게 숨 쉴 수가 없었다.				
e. 기침을 하거나 시끄럽게 코를 골았다.				
f. 너무 춥다고 느꼈다.				
g. 너무 덥다고 느꼈다.				
h. 나쁜 꿈을 꿨다.				
i. 통증이 있었다.				
j. 그 외 다른 이유로 한 달간 잠자기 힘들었다.				

6. 지난 한 달간 전반적으로 수면의 질이 어느 정도라고 평가하십니까?

☐ 매우 좋음 **0**　　　　　☐ 상당히 좋음 **1**

☐ 상당히 나쁨 **2**　　　　☐ 매우 나쁨 **3**

7. 지난 한 달간, 잠들기 위해 얼마나 자주 약(처방 약 또는 약국에서 구입한 약)을 복용했습니까?

☐ 없다 **0**　　　　　　　☐ 주 1회 미만 **1**

☐ 주 1~2회 **2**　　　　　☐ 주 3회 이상 **3**

8. 지난 한 달간 운전하거나 식사를 할 때 혹은 사회활동을 하는 동안 얼마나 자주 졸음을 느꼈습니까?

☐ 없다 **0**　　　　　　　☐ 주 1회 미만 **1**

☐ 주 1~2회 **2**　　　　　☐ 주 3회 이상 **3**

9. 지난 한 달간 업무에 열중하는 데 얼마나 많은 문제가 있었습니까?

☐ 전혀 없었다 **0**　　　　☐ 조금 있었다 **1**

☐ 다소 있었다 **2**　　　　☐ 매우 많이 있었다 **3**

각 응답의 끝에 있는 괄호 안 숫자가 응답별 점수에 해당합니다.

◑ 주관적 수면의 질: _____점

6번 문항을 통해 주관적으로 느끼는 수면의 질을 알아볼 수 있습니다. 체크한 응답의 괄호 안 숫자로 계산합니다.

◑ 수면 잠복기 점수: _____점

수면 잠복기란 잠을 자려고 시작한 시간부터 실제로 잠들기까지의 시간을 말합니다. 수면 잠복기 점수는 2번 문항과 5번 질문의 a 항목의 점수를 더해 합산합니다.

먼저 2번 문항의 답을 점수화합니다. 15분 이내에 잠들 경우 0, 16~30분 이내에 잠들 경우 1, 31~60분 이내에 잠들 경우는 2, 60분 이상 걸릴 경우에는 3으로 계산합니다.

5-a 문항의 답을 점수화합니다. 응답별 점수는 표의 상단에 적혀 있습니다. 마지막으로 2번 문항과 5-a 문항의 점수를 더합니다. 0점이면 0, 1~2점 사이라면 1, 3~4점이라면 2, 5~6점이라면 3입니다.

◑ 수면 시간: _____점

4번 문항을 통해 실제로 잔 시간을 알 수 있습니다. 4번 문항에 적은 시간을 점수화합니다. 7시간 이상 잔다면 0, 6~7시간 잔다면 1, 5~6시간 잔다면 2, 5시간 이하로 잔다면 3으로 계산합니다.

◑ 수면 효율: _____점

4번 문항의 수면 시간을 바탕으로 수면 효율도를 계산합니다.

수면 효율도(%) = 수면 시간 / 잠자리에서 보낸 시간 × 100

'잠자리에서 보낸 시간'은 잠들기 위해 자리에 누웠을 때부터 실제로 일어나기까지 걸린 시간으로 계산합니다. 위 산식에 따라 수면 효율도를 계산합니다. 수면 효율도가 85퍼센트 이상이라면 0, 75~84퍼센트라면 1, 65~74퍼센트라면 2, 65퍼센트 이하라면 3으로 계산합니다.

◗ 수면 방해: _____점

자면서 어느 정도 방해를 받았는지를 점수화하는 항목입니다. 5-b에서 5-j 까지 각각의 항목을 점수화합니다. 응답별 점수는 표의 상단에 적혀 있습니다. 그리고 항목 점수를 모두 더합니다. 5-b부터 5-j까지의 점수를 모두 더했을 때 0점이면 0, 1~9점이면 1, 10~18점이면 2, 19~27점이면 3으로 계산합니다.

◗ 수면제 사용: _____점

7번 문항을 통해 수면제 사용에 대한 점수를 도출합니다. 체크한 응답의 괄호 안 숫자로 계산합니다.

◗ 주간 기능 장애: _____점

잠을 제대로 이루지 못해 주간 업무 등에 얼마나 방해를 받았는지 알아보는 항목입니다. 8번, 9번 문항이 이에 해당합니다. 체크한 응답의 괄호 안 숫자로 계산합니다. 8번과 9번 문항의 점수를 더해 0점이면 0, 1~2점이면 1, 3~4점이면 2, 5~6점이면 3으로 계산합니다.

모든 점수를 더해 피츠버그 수면의 질 점수를 구합니다.

- 0~4점: 정상.
- 5~10점: 숙면을 취하지 못하는 상태.
- 11~21점: 수면 장애를 경험하는 상태로, 만성화되면 일상생활에 지장을 받을 수 있습니다. 적극적인 치료가 필요합니다.

제1강 나는 왜 푹 자지 못할까

1 "Visualizing the World's Sleeping Habits." Visual Capitalist. last modi-fied Aug. 9. 2019. accessed 2023 Nov 13. https://www.visualcapitalist. com/visualizing-worlds-sleeping-habits.

2 "Insomnia associated with increased risk of heart attack and stroke." European Society of Cardiology. accessed 2023 Nov 30. https://www. escardio.org/The-ESC/Press-Office/Press-releases/insomnia-associ-ated-with-increased-risk-of-heart-attack-and-stroke.

3 Roger Wong, Margaret Anne Lovier. "Sleep Disturbances and De-mentia Risk in Older Adults: Findings From 10 Years of National U.S. Prospective Data." *America Journal of Preventive Medicine*. Vol 64, Issue 6, p781-787, 2023 Jun. doi:10.1016/j.amepre.2023.01.008.

4 Tingting Shi et al. "Does insomnia predict a high risk of cancer? A systematic review and meta-analysis of cohort studies." *Journal of Sleep Research*. 2020 Feb;29(1):e12876. doi: 10.1111/jsr.12876.

5 Francesco P. Cappuccio et al. "Sleep Duration and All-Cause Mortal-ity: A Systematic Review and Meta-Analysis of Prospective Studies." *Sleep*. 2010 May 1;33(5):585-592. doi: 10.1093/sleep/33.5.585.

6 Debbie Sabot, Rhianna Lovegrove, Peta Stapleton. "The association between sleep quality and telomere length: A systematic literature review." *Brain, Behavior, & Immunity - Health*. Vol 28, 2023 Mar, 100577. doi:10.1016/j.bbih.2022.100577.

7 Rekha Sodani et al. "Artificial Light at Night: A Global Threat to Plant Biological Rhythms and Eco-Physiological Processes." *Light Pollution, Urbanization and Ecology*. 11~28.

제2강 수면제, 먹어도 괜찮을까

1 "잠과 꿈에 대한 조사." Gallup. https://www.gallup.co.kr/gallupdb/report-Content.asp?seqNo=846.

2 Mohamed Nafti et al. "Is Benzodiazepine Use Associated With the Risk of Dementia and Cognitive Impairment-Not Dementia in Older Persons? The Canadian Study of Health and Aging." *Annals of Pharmacotherapy*. 2020 Mar;54(3):219-225. doi: 10.1177/1060028019882037.

3 GuoChao Zhong et al. "Association between Benzodiazepine Use and Dementia: A Meta-Analysis." *PLOS ONE*. 2015 May 27;10(5):e0127836. doi: 10.1371/journal.pone.0127836.

4 Mohamed Nafti et al. Op. cit.

5 Andrea Cipriani et al. "Comparative efficacy and acceptability of 21 antidepressant drugs for the acute treatment of adults with major depressive disorder: a systematic review and network meta-analysis." *Lancet*. 2018 Apr 7;391(10128):1357-1366. doi: 10.1016/S0140-6736(17)32802-7.

6 Yanyan Wei et al. "Meta-analysis of the Efficacy and Safety of Repetitive Transcranial Magnetic Stimulation (rTMS) in the Treatment of Depression." *Shanghai Arch Psychiatry*. 2017 Dec 25;29(6):328–342. doi: 10.11919/j.issn.1002-0829.217106.

7 Shin Tae Kim et al. "Clinical Efficacy of Repetitive Transcranial Magnetic Stimulation for Treatment of Depression and Latest Trends in TMS Techniques." *Korean Journal of Biological Psychiatry*. 2017;24(3):95-109.

8 Jie Feng et al. "The Effect of sequential bilateral low-frequency rTMS over dorsolateral prefrontal cortex on serum level of BDNF and GABA in patients with primary insomnia." *Brain and Behavior*. 2019 Feb; 9(2): e01206. Published 2019 Jan 4. doi: 10.1002/brb3.1206

9 Nianyi Sun et al. "The effect of repetitive transcranial magnetic stimulation for insomnia: a systematic review and meta-analysis." *Sleep Medicine*. 2021 Jan;77:226-237. doi: 10.1016/j.sleep.2020.05.020.

제3강 부족한 호르몬을 보충하라

1 Dewan Md Sumsuzzman et al. "Neurocognitive effects of melatonin treatment in healthy adults and individuals with Alzheimer's disease and insomnia: A systematic review and meta-analysis of randomized controlled trials." *Neurosci Neuroscience & Biobehavioral Reviews*. 2021 Aug;127:459-473. doi: 10.1016/j.neubiorev.2021.04.034.

2 Eduardo Ferracioli-Oda, Ahmad Qawasmi, Michael H Bloch. "Meta-analysis: melatonin for the treatment of primary sleep disorders." *PLOS ONE*. 2013 May 17;8(5):e63773. doi: 10.1371/journal.pone.0063773. Print 2013.

3 Matthew Salanitro et al. "Efficacy on sleep parameters and tolerability of melatonin in individuals with sleep or mental disorders: A systematic review and meta-analysis." *Neuroscience & Biobehavioral Reviews*. Vol 139, 2022 Aug, 104723. doi: 10.1016/j.neubiorev.2022.104723.

4 Gary Wittert. "The relationship between sleep disorders and testosterone in men." *Asian Journal of Andrology*. 2014 Mar-Apr; 16(2): 262-265. Published online 2014 Jan 7. doi: 10.4103/1008-682X.122586.

5 Camilla M Hoyos et al. "Effects of testosterone therapy on sleep and breathing in obese men with severe obstructive sleep apnoea: a randomized placebo-controlled trial." *The Journal of Clinical Endocrinology(Oxford)*. 2012 Oct;77(4):599-607. doi: 10.1111/j.1365-2265.2012.04413.x.

6 Lisa L. Morselli et al. "Impact of growth hormone replacement therapy on sleep in adult patients with growth hormone deficiency of pituitary origin." *European Journal of Endocrinology*. 2013 May;168(5). doi: 10.1530/EJE-12-1037.

제4강 수면 영양제, 얼마나 도움이 될까

1 Vicky Chan, Kenneth Lo. "Efficacy of dietary supplements on improving sleep quality: a systematic review and meta-analysis." *Postgraduate*

Medical Journal. 2022 Apr;98(1158):285-293. doi: 10.1136/postgrad-medj-2020-139319.

2　Oussama Saidi et al. "Randomized Double-Blind Controlled Trial on the Effect of Proteins with Different Tryptophan/Large Neutral Amino Acid Ratios on Sleep in Adolescents: The PROTMORPHEUS Study." *Nutrients.* 2020 Jun;12(6):1885. doi: 10.3390/nu12061885.

3　Asako M Kikuchi, Aya Tanabe, Yoshihiro Iwahori. "A systematic review of the effect of L-tryptophan supplementation on mood and emotional functioning." *Journal of Dietary Supplements.* 2021;18(3):316-333. doi: 10.1080/19390211.2020.1746725.

4　Jung Ick Byun et al. "Safety and Efficacy of Gamma-Aminobutyric Acid from Fermented Rice Germ in Patients with Insomnia Symptoms: A Randomized, Double-Blind Trial." *Journal of Clinical Neurology.* 2018 Jul;14(3):291-295. doi: 10.3988/jcn.2018.14.3.291.

5　Shinsuke Hidese et al. "Effects of L-Theanine Administration on Stress-Related Symptoms and Cognitive Functions in Healthy Adults: A Randomized Controlled Trial." *Nutrients.* 2019 Oct 3;11(10):2362. doi: 10.3390/nu11102362.

6　Suhyeon Kim et al. "GABA and l-theanine mixture decreases sleep latency and improves NREM sleep." *Pharmaceutical Biology.* 2019 Dec;57(1):65-73. doi: 10.1080/13880209.2018.1557698.

7　Chengxiang Zhang et al. "A Magtein®, Magnesium L-Threonate, -Based Formula Improves Brain Cognitive Functions in Healthy Chinese Adults." *Nutrients.* 2022 Dec 8;14(24):5235. doi: 10.3390/nu14245235.

8　Jasmine Mah, Tyler Pitre. "Oral magnesium supplementation for insomnia in older adults: a Systematic Review & Meta-Analysis." *BMC Complementary Medicine and Therapies.* 2021 Apr 17;21(1):125. doi: 10.1186/s12906-021-03297-z.

9　Shoumeng Yan et al. "A meta-analysis: Does vitamin D play a promising role in sleep disorders?." *Food Science & Nutrition.* 2020 Sep

9:8(10):5696-5709. doi: 10.1002/fsn3.1867.

10 Ibid.

11 Hyeon Jin Kim et al. "A Double-Blind, Randomized, Placebo-Controlled Crossover Clinical Study of the Effects of Alpha-s1 Casein Hydrolysate on Sleep Disturbance." *Nutrients*. 2019 Jun 27;11(7):1466. doi: 10.3390/nu11071466.

12 Sepideh Mashayekh-Amiri et al. "The impact of myo-inositol supplementation on sleep quality in pregnant women: a randomized, double-blind, placebo-controlled study." *The Journal of Maternal-Fetal & Neonatal Medicine*. 2022 Sep;35(18):3415-3423. doi: 10.1080/14767058.2020.1818225.

13 Glyn Howatson et al. "Effect of tart cherry juice (Prunus cerasus) on melatonin levels and enhanced sleep quality." *European Journal of Nutrition*. 2012 Dec;51(8):909-16. doi: 10.1007/s00394-011-0263-7.

14 Jun J Mao et al. "Rhodiola rosea therapy for major depressive disorder: a study protocol for a randomized, double-blind, placebo-controlled trial." *Journal of Clinical Trials*. 2014 Jun 20;4:170. doi: 10.4172/2167-0870.1000170.

제5강 꿀잠을 위한 수면 습관

1 Tracy L Rupp, Christine Acebo, Mary A Carskadon. "Evening alcohol suppresses salivary melatonin in young adults." *Chronobiology International*. 2007;24(3):463-70. doi: 10.1080/07420520701420675.

2 Nicole Woods, Julie M. Turner-Cobb. "'It's like Taking a Sleeping Pill': Student Experience of Autonomous Sensory Meridian Response (ASMR) to Promote Health and Mental Wellbeing." *International Journal of Environmental Research and Public Health*. 2023 Feb;20(3):2337. doi: 10.3390/ijerph20032337

3 Kathryn J Reid et al. "Aerobic exercise improves self-reported sleep

and quality of life in older adults with insomnia." *Sleep Medicine*. 2010 Oct;11(9):934-40. doi: 10.1016/j.sleep.2010.04.014.

4   Chien-Hung Lin et al. "Grounding the Body Improves Sleep Quality in Patients with Mild Alzheimer's Disease: A Pilot Study." *Healthcare(Basel)*. 2022 Mar; 10(3): 581. doi: 10.3390/healthcare10030581.

5   Hossein Khastar et al. "Sleep Improvement Effect on Sexual Life Quality Among Rotating Female Shift Workers: A Randomized Controlled Trial." *The Journal of Sexual Medicine*. Vol 17, Issue 8, 2020 Aug, p1467-1475. doi: 10.1016/j.jsxm.2020.03.003.

6   Michele Lastella et al. "Sex and Sleep: Perceptions of Sex as a Sleep Promoting Behavior in the General Adult Population." *Front Public Health*. 2019 Mar 4;7:33. doi: 10.3389/fpubh.2019.00033.

7   "What Works for Insomnia." 23andMe. accessed 2023 Dec 08. https:// blog.23andme.com/articles/what-works-for-insomnia.

8   Frances P Thorndike et al. "Protocol for Digital Real-world Evidence trial for Adults with insomnia treated via Mobile (DREAM): an open-label trial of a prescription digital therapeutic for treating patients with chronic insomnia." *Journal of Comparative Effectiveness Research*. 2021 May;10(7):569-581. doi: 10.2217/cer-2021-0004.

제6강 나에게 맞는 수면 치료법은 따로 있다

1   Chiara Baglioni et al. "A Systematic Review and Network Meta-Analysis of Randomized Controlled Trials Evaluating the Evidence Base of Melatonin, Light Exposure, Exercise, and Complementary and Alternative Medicine for Patients with Insomnia Disorder." *Journal of Clinical Medicine*. 2020 Jun 22;9(6):1949. doi: 10.3390/jcm9061949.

2   Youna Hu et al. "GWAS of 89,283 individuals identifies genetic variants associated with self-reporting of being a morning person." *Nature Communications*. 2016 Feb 2. https://www.nature.com/articles/ncom-

ms10448.

3   Christopher Höhn et al. "Preliminary Results: The Impact of Smart-
    phone Use and Short-Wavelength Light during the Evening on Circa-
    dian Rhythm, Sleep and Alertness." *Clocks Sleep*. 2021 Mar;3(1):66-86.
    doi: 10.3390/clockssleep3010005.

꿀잠 고민 상담소_잠 못 이루는 그대에게

1   Qian He et al. "Risk of Dementia in Long-Term Benzodiazepine Us-
    ers: Evidence from a Meta-Analysis of Observational Studies." *Journal
    of Clinical Neurology*. 2019 Jan;15(1):9-19. doi: 10.3988/jcn.2019.15.1.9.

2   Rujin Long, Yousheng Zhu, Shusheng Zhou. "Therapeutic role
    of melatonin in migraine prophylaxis." *Medicine(Baltimore)*. 2019
    Jan;98(3):e14099. doi: 10.1097/MD.0000000000014099.

당신이 잘 잤으면 좋겠습니다

초판 1쇄 발행 2024년 1월 5일
       2쇄 발행 2024년 2월 26일

지은이 김경철
펴낸이 오세인 │ **펴낸곳** 세종서적(주)

주간 정소연 │ **편집** 김윤아
표지 디자인 김종민 │ **본문 디자인** 김미령
마케팅 임종호 │ **경영지원** 홍성우
인쇄 탑 프린팅 │ **종이** 화인페이퍼

출판등록   1992년 3월 4일 제4-172호
주소   서울시 광진구 천호대로132길 15, 세종 SMS 빌딩 3층
전화   경영지원 (02)778-4179, 마케팅 (02)775-7011
팩스   (02)776-4013
홈페이지   www.sejongbooks.co.kr
네이버 포스트 post.naver.com/sejongbooks
페이스북   www.facebook.com/sejongbooks
원고모집   sejong.edit@gmail.com

ISBN 978-89-8407-843-7　(03510)

• 잘못 만들어진 책은 바꾸어드립니다.
• 값은 뒤표지에 있습니다.